Weisheiten,

Ursachen von

Ungleichgewichten

&

Wege zur Genesung

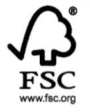

Für`n Vohdder
Jede Nuss lässt sich knacken! „Ö"

Ich möchte meinen Dank aussprechen.
Dieser gilt besonders…

meiner Familie, die mich bis zum heutigen Tage mit sehr viel Liebe begleitet und auch gestützt hat.

meinen Lebensgefährtinnen + Anhang, mit denen ich in meinem Leben viel Liebe, Erfahrung und sehr schöne Momente teilen durfte.

meinen beiden (drei) bros, die stets an meiner Seite waren, ob in schwierigen oder verdammt geilen Zeiten.

meinen Freunden und Nachbarn, die jeder für sich auf Ihre eigene Art & Weise wunderbar sind.

, dass ich einen Segen bekommen habe, der mir bislang auf meinem Lebensweg ermöglicht hat, so vieles zu lernen, zu verstehen, umzusetzen, zu teilen, zu lieben, zu schätzen, und kennenzulernen.

Autor: Peter Simon jun.

„Weisheiten,
Ursachen von Ungleichgewichten
&
Wege zur Genesung"

1. Auflage 2017

Ich bin kein Arzt oder Heilpraktiker im klassischen Sinne. Alle hier enthaltenen Angaben beruhen auf eigenen Erfahrungen und intensivsten Recherchen, die sich in den letzten Jahren angehäuft haben. Mit meinen Empfehlungen verdiene ich keinen einzigen Cent an irgendwelchen Produkten. Die enthaltenen Angaben sind kritisch zu beurteilen. Sie geben keine Garantie auf Heilung und beruhen auf dem Hintergrund der im Anhang hinterlegten, verfügbaren, validierten und qualitativ hochwertigen Literatur. Alle Angaben ohne Gewähr!

Die Ausarbeitung der Bezugsquellen erfolgte nach besten Wissen und Gewissen. Bevor Sie Empfehlungen aus diesem Buch nachgehen, sollten Sie einen Arzt oder Heilpraktiker konsultieren. Die im Buch veröffentlichten Ratschläge wurden mit größter Sorgfalt vom Verfasser erarbeitet und geprüft. Eine Garantie kann jedoch nicht übernommen werden. Ebenso ist eine Haftung des Verfassers bzw. des Verlages und seiner Beauftragten für Personen-, Sachschäden oder Vermögensschäden ausgeschlossen.

Bibliografische Information der Deutschen National-bibliothek:
Die Deutsche Nationalbibliothek verzeichnet diese Publikation in der Deutschen Nationalbibliografie; detaillierte bibliografische Daten sind im Internet über http://dnb.dnb.de abrufbar.

© 2017 Peter Simon jun.

Herstellung und Verlag: BoD – Books on Demand, Norderstedt

ISBN: 9783744812504

Inhaltsverzeichnis

Über mich

Ich möchte mich kurz vorstellen:

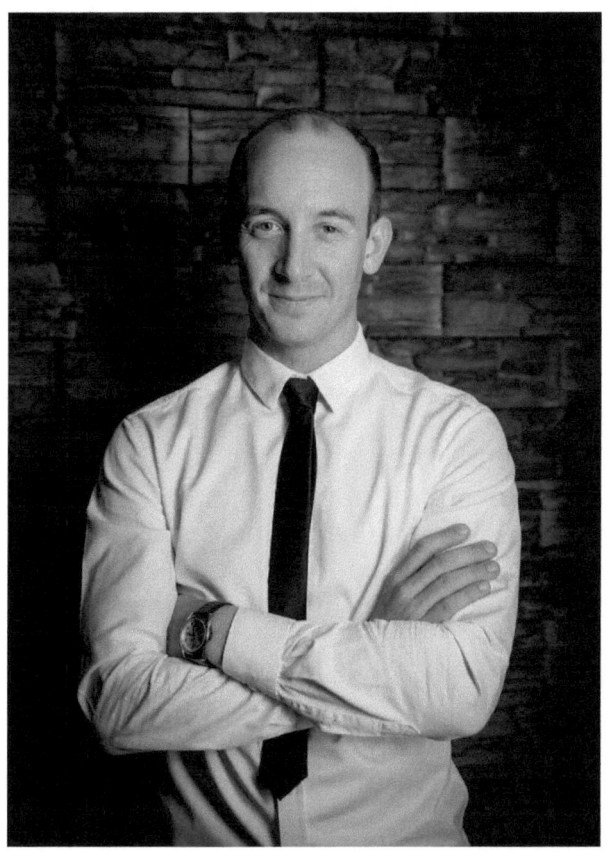

Mein Name ist Peter Simon jun., komme ge-
bürtig aus Frankfurt am Main und bin 34 Jah-

re jung. Ich habe das Glück gehabt in einem sehr glücklichen Elternhaus aufwachsen zu können, indem ich familienseitig eine sehr große Liebe erfahren habe, die mich seither begleitet und schützt. Neben meiner elektrotechnischen Berufslaufbahn als Dipl.-Ing. teile ich mein Leben mit meiner Familie (+ bro), Partnerin und Freunden, die ich sehr schätze und die mich bislang auf meinem Lebensweg geprägt haben; in guten sowie in schlechten Zeiten. Neben dem Beruf teile ich auch die Leidenschaft des Ausdauersports und konnte bereits neben diversen anderen Wettkämpfen 2x die Finisherline des Ironman in Frankfurt (2007 + 2010) erfolgreich durchlaufen.

Wie fast jeder Mensch in unserer westlichen Bevölkerung habe auch ich meine Leidensgeschichte in der Gesundheit erfahren und musste damals leider schmerzlichst (physisch als auch psychisch) erfahren, dass ich meinen Darm durch Antibiothika kaputt gemacht habe. Die Folge waren eine Laktose-, Fruktose-, Sorbit- und Histaminintoleranz + diverse damit verbundenen Symptome wie u.a. Erschöpfung, Magen-Darm-Probleme, Kreislauf- und Herzrhytmusstörungen (Extrasystolen), Blässe im Gesicht, Gewichtsabnahme, soziale Ausgliederung durch Rückzug und damit auch Depression usw.

Ich kam also ins Ungleichgewicht, so wie ich es immer nenne. Denn das Wort „Krankheit" ist allein schon negativ behaftet und wir wissen heute, dass negative Dinge einen starken Einfluss auf unser Wohlbefinden haben. Also lieber das Wort „Ungleichgewicht". Denn letztendlich ist es stets ein Ungleichgewicht, das uns beherrscht, wenn wir Symptome jeglicher Art aufzeigen. Ich beschreibe es immer ganz gern als eine Art Waage. Entweder hat man zu viel von einer Sache oder halt zu wenig. Es liegt im Auge des Betrachters.

„Wo ein Wille, da auch ein Weg", „Lebbe geht weider" und „Jede Nuss lässt sich knacken" waren die Verse, die mich damals angespornt haben bis zum heutigen Tag und nun stehe ich wieder mit beiden Beinen voller im Leben als zuvor. Der allgemeine Schulmedizinische Weg hat mich neben einer angeratenen „Psychotherapie" nicht viel weitergebracht, außer, dass ich in die Thematik „Familienaufstellung" mit großer Bewunderung reinschnuppern konnte und auf diesem Wege viele liebe und sympathische Menschen kennengelernt habe. Mein Tip! Für Jedermann ist bei solch einer Familienaufstellung was dabei und man erkennt sich in so vielen Dingen wieder und lernt eine Menge über weitere Wege, die man gehen kann.

Wichtig! Ich möchte mich nicht in den Vordergrund stellen. Ich möchte mit dieser Lektüre auch kein Geld verdienen oder Schleichwerbung machen. Ich möchte lediglich ein Träger meines Wissens sein, der diese Welt mit dem unterstützt, was Sinn macht. Andere fähige liebe Menschen engagieren sich in Politik, Umweltkampagnen oder Spenden, ich dagegen teile mein gewonnenes Wissen über diese Lektüre und Mundpropaganda. Denn eins ist klar! Wir Menschen leben alle hier auf diesem Planeten, erfreuen uns an den gütigen Dingen jeden Tag, die uns auf unserem Lebensweg auch von anderen Menschen dargelegt werden. Also warum nicht das Wissen mit anderen Lieben teilen?

Hier greift die für mich sinnige Weisheit:
„Geben und Nehmen!"

Weisheiten

Weisheiten sind meist nur noch unzureichend in unserem westlichen Lebensstil zu integrieren, da man dem Lauf des „Gestresstseins" in unserer westlichen Bevölkerung ständig unterworfen ist. Unterwirft man sich der Zeit und damit dem Stress, können noch so viele gute Weisheiten an den Tag gelegt werden; sie werden nicht gehört! Wer sich das nicht bewusst macht und sich nicht ausreichend schützt, wird folglich darunter leiden.

Nicht selten sprechen die Verse dann Sätze wie: „Oh Mann. Schon wieder Montag" oder „Ich habe keinen Bock auf die Arbeit zu gehen" und und und... statt dass der Körper (Seele) die schönen Verse sendet, die sich aussprechen könnten wie: „Super. Mir geht es heute so richtig gut und ich freue mich heute auf meine Kollegen in der Firma oder auf egal wen in der Familie, wenn ich nach Hause komme".

Das können dann schon die ersten Anzeichen vom Erschöpfungssyndrom (Burnout). Dies kann so weit gehen, dass irgendwann gar nichts mehr geht. Der Körper (Seele) zwingt einen sozusagen dann in die Knie zu gehen und sich auszuruhen und sich dem Bewusst zu werden, was der Körper, Seele & Geist ihm von innen sagen will: „Hallo! Ich bin auch noch da. Hör auf mich, denn ich will Dir etwas sagen. Schütz mich, sonst zwing ich Dich in die Knie".

Aber nicht nur Burnout ist eines der Signale. Einfachere Beschwerden im Körper wie Magen, Darm, Haut- oder Rückenprobleme, Kopfschmerzen bis hin zu Entzündungen (z.B. Achillessehne oder Kniegelenk) sind allein schon Marker der Erschöpfung. Ist man im Ungleichgewicht und dauerhaft unter/im Stress, haben Ungleichgewichte von A-Z freie Bahn und der Entzündungsfaktor geht noch mehr hoch. Und dabei ist es doch so einfach, stressfrei durch`s Leben zu kommen bzw. zu genesen; nach dem Leitsatz: „Wenn man will, kann man viel erreichen. Wenn jedoch nicht, ist das eine ganz andere Sache".

Allgemein werden alle schulmedizinischen Krankheitsbilder, die mit einer Entzündung einhergehen, mit „-itis" gekennzeichnet. Entzündungen entstehen wie immer durch ein Ungleichgewicht. Seien es Viren, Bakterien oder andere Ursachen.

Man muss sich pflegen und zwar jeden Tag. Man sollte auf sich achten und darauf hören, was man möchte. Ist es gerade stimmig, was ich hier mache oder was ich vorhabe? (s.a. Kapitel „Geistig-seelisch").

Ursache -> Wirkung – Prinzip

Weisheit: „Not macht erfinderisch"
Die Schulmedizin stellt heutzutage sämtliche Präparate zur Verfügung, die nicht selten bei einem Urlaubsantritt als Medikamentenbatterie zusätzlich mit an Bord gehen. Man braucht sie ja, so wurde es uns in den letzten Jahrzehnten eingetrichtert und über Generationen übertragen, um zu überleben. Ja, scheinbar..., um aus meiner Sicht die Symptomatiken zu lindern! Es könnte konsequenter an die Ursachenforschung schulmedizinisch rangegangen werden, jedoch hinkt die Schulmedizin hier nach, was sehr schade ist, da mittlerweile viele Naturheilkundler/Heilpraktiker mit alternativen Denkansätzen schon viel weiter sind. Ein Tip: Die Gier wütet überall und der Mensch ist ihr meist hoffnungslos verfallen.

Natürlich kann man sämtliche Symptomatiken mittels modernen, herausragenden und sogar natürlichen Mitteln bekämpfen, mildern und sogar stoppen ggf. reversibel machen.

Und das ist auch gut so, wenn es den Menschen temporär hilft. Nur eins ist auch klar. Ein schlimmes bio-chemisches Ungleichgewicht wie Krebs oder irgendeine andere Symptombezeichnung kommt nicht einfach so und es gibt für mich immer eine Ursache! Die Ursache kann einfache aber auch erst mal komplizierte körperliche, energetische und/oder geistig-seelische Faktoren besitzen.

Ein Symptom der dahinterliegenden möglichen Ursache ist z.B. der Entzündungsherd. Man wusste einfach bis dato selbst nicht warum die Entzündung aufflammt, sonst hätte man ja sicher nicht die Entzündung in seinem Körper zum Ausbrechen gebracht. Also alles unwissentlich?!...bisher! „Unwissenheit schützt vor Strafe nicht", so lautet ein Argument aus dem Rechtssystem. Und so kann man es auch für sich und seinen Körper grob deuten. Weiß man um die ursächlichen Gegebenheiten, kommen auch keine negativen Symptomen mehr, die in unserer westlichen Welt schier unzählig werden seit den letzten 30 Jahren bzw. verschwinden sie nahezu bis sogar vollständig – je nachdem, wie lange das Ungleichgewicht bereits besteht/bestand.

Löst man die Ursachen auf, kann Heilung langfristig erfahren werden. Hierzu stehen mittlerweile eine Reihe von möglichen Alternativen zur Verfügung.

Alles steht sozusagen bereit, wenn wir denn das auch wollen! Ich kann nur aus eigener Sache sagen, nämlich, dass es ein Geschenk ist, gerade im Hier&Jetzt zu sein/leben und seine Verantwortung für sein eigenes Leben jeden Tag aufs Neue in die Hand zu nehmen und auch auszuprobieren. Nicht, dass Sie jetzt denken, dass ich nun keinerlei Beschwerden und nur sonnige Tage erlebe. Das nicht. Auch ich lebe in dieser Welt und manche Tage sind mit sogenannten „Rückwürfen" verbunden. Es kommt darauf an, wie man sie deutet, verstehen lernt und positiv damit weiter geht. Somit kann objektiv und langfristig betrachtet ein jeder seine Wohlfühl-Skala nach oben steigen lassen. Vertrauen Sie drauf.

Viel Spaß beim Lesen und vielleicht ist ja auch für Sie hier etwas dabei, das Sie auf Ihrem persönlichen Lebensweg positiv begleiten kann. Gehen Sie liebevoll mit sich und ihren Mitmenschen um. Man weiß nie, wie lange das kostbare Leben dauert und wohin Emotionen einen lenken können.

Alles Gute!

Peter Simon jun.

1. Liebe + Harmonie

Die Liebe symbolisiert neben dem bekannten Mut (zur Lücke) auch die Glückseligkeit. Alle wollen doch glücklich sein; also sollte man alles mit Liebe machen (Affirmationssätze siehe Kapitel Geistig-seelisch)

Liebe

Weisheit: „Der Arzneien höchste ist die Liebe"
Die Liebe ist die Basis aller Heilung. Nichts geht ohne sie. Jede Emotion, jeder Geschmack, jede Begierde, jeder Wunsch ist mit Liebe vereint. Trifft man auf Menschen mit Ärger, Wut und sogar Aggressivität, so steckt immer die fehlende Liebe dahinter, die nicht gehört wird. Erstaunlicherweise fallen die negativen Eigenschaften immer, wenn man den Menschen dann mit Liebe, Aufmerksamkeit und Einfühlvermögen begegnet. Nichts ist größer als die Liebe. Auf ihr beruht jede Handlung. Nicht umsonst sagt man, dass man sich von seinem Herzen leiten lässt.

Die Liebe gehört zu allem dazu, was man macht bzw. sollte sie dazu gehören. Viele Menschen haben es jedoch verlernt und sie sollten das Tor der Liebe für sich neu entdecken, um langfristig ins Reine mit sich selbst zu kommen.

Natürlicher Umgang mit sich selbst und der Umwelt

Weisheit: „Liebe dich selbst"
Der übergeordnete Satz, der über allem steht und den man nie aus den Augen verlieren und sich immer wieder öfters sagen sollte, lautet:
„Ich stehe zu mir selber".
Ob Entspannung, Ruhe oder sonstige Momente des absoluten Wohlbefin-dens, man sollte mit sich selbst nie zu kurz kommen. Hier empfiehlt sich ein regelmäßiger Austausch mit der Natur, mit der man die Elemente Erde, Luft und Wasser mit sich in Einklang bringen kann. Ob nun ein Sparziergang, sonstige Hobbys im Freien oder nur einfach in die Sauna und dem Element Feuer nahe sein. All das sind Momente, die einem persönlich langfristig gut tun und nicht von der Wochenliste wegzustreichen sind. Ver-

lässt man diese Wohlfühloasen auf Dauer, entsteht auf lange Sicht ein Ungleichgewicht und die Elemente, wie oben beschrieben, finden sich in so manchen Symptomen negativ wieder. Die Chinesen erkannten diese Zusammenhänge bereits seit Jahrhunderten und wenden Ihre Gesundheitslehre gemäß der TCM (Traditionellen Chinesischen Medizin) auf den 5 Elementen der Natur bis heute an.

Zu Hause

Weisheit: „Wichtig ist wofür man sich Zeit nimmt"
Zu Hause soll man sich so richtig wohl fühlen. Also schön einrichten, gemütlich machen. Zu Hause soll die Seele ihren Platz in jeder Ecke bekommen. Also alles was nicht stimmig ist, sollte stimmig gemacht werden. Wie das aussieht, kann jeder selbst für sich entscheiden und das ist auch gut so. Jeder Mensch hat ein Recht auf freie Gestaltung seiner eigenen 4 Wände und es sollte toleriert werden. Es gibt nicht DEN richtigen Geschmack bei einer Wohnungseinrichtung. Wenn er/sie sich wohl fühlt, dann ist das genau richtig. Man soll auf sein Herz hören,

was einem gut tut und wie es für einen stimmig ist. Ob es nun rot, blau oder gar pink ist.

Familie & Co.

Weisheit: „Die Liebe ist das Einzige das wächst, wenn man es verschwendet"
Was man nur einmal hat bzw. wenn man das Glück hat, es zu erleben, ist: die eigene Familie, aus der man stammt. Sie sollte immer bei jedermann im Gedächtnis dabei sein. Auf jedem noch so steilem Pfad, auf dem man sich befindet, sollte die Familie stets Liebe, Zuneigung, Hoffnung geben können und immer zur Seite stehen, wenn es mal nicht so läuft. Kurzum: Eine Familie ist, neben Freunden und dem/der Lebensgefährten/-in, der starke Rückhalt, den man im Leben dankend annehmen und den man nie vergessen sollte.
Für all` diejenigen, die nicht so eine schöne Kindheit in der Familie hatten, heißt es: Ärmel hochkrempeln und versuchen es besser zu machen. Versuchen Sie Verständnis für Ihre Familie aufzubringen, denn Sie wussten es nicht besser, mit Ihnen umzugehen.

Das Fundament + das Symbol der 2 Ringe

Weisheit: „Was Du liebst, lass frei. Kommt es zurück, gehört es Dir – für immer!"
Eine Liebe kann nicht ohne die gewisse Basis, sprich das Fundament, funktionieren. In unserer heutigen Zeit werden Beziehungen teilweise dermaßen mitunter äußeren Konfrontationen – durch zum Beispiel: Arbeit, Kinder, Vorstellung der durch die Medien verbreiteten Idealwerte, etc. – gesetzt, dass es schier unmöglich ist, davon als Paar nicht betroffen zu sein. Hier sollte sich das Paar stets das jeweils eigens kreierte Fundament vor Augen halten, wie auch immer das für das Paar dann auch aussieht bzw. Sie das dann machen. Sei es, sich eine Notiz machen und irgendwo hinhängen oder öfters alleine und/oder gemeinsam verinnerlichen, was Sie am Partner schätzen und lieben. Dabei sollten die meines Erachtens wesentlichen Punkte mit betrachtet werden:

- Respekt
- Wertschätzung
- Liebe
- Zusammenhalt, für einander da sein

Kommunikation ist das „A&O" in einer Beziehung. Und das nicht nur im Streitmodus. Man sollte sich in Beziehungen sagen können, was einem nicht schmeckt; das natürlich im Rahmen, zeitlich als auch verbal gesehen. Zudem sollte bedacht werden, dass es manchmal mehrere Anläufe braucht, bis der Gegenüber das Verständnis mitbringt, um zu verstehen. Man lernt die Fächer, die für eine Beziehung wichtig sind, nicht in der Schule, sondern nur während der Beziehung.

Für sich alleine Dinge tun. Das Symbol der 2 Ringe:

Das Symbol der 2 Ringe steht für mich, dass jeder für sich seinen Teil auch in der Partnerschaft leben sollte. Die gemeinsame Mitte teilen 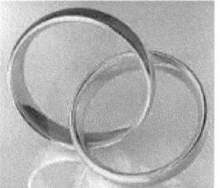 dann wirklich nur das Paar und niemand anders.
Hier passt die 80/20-Regel (siehe Seite 18), wenn man den Alltag inkl. der Arbeit mit einbezieht.

Musik

Weisheit: „Das Leben ist kein Wunschkonzert, aber manchmal spielt es dein Lieblingslied"

Mit Musik wird die Welt farbiger und lebendiger. Alle Gefühle – ob Trauer, Schmerz, Liebe oder Freude – können/sollten auf emotionaler Ebene vielfältiger erlebt werden. Nicht umsonst erinnert man sich so schön an die Zeit, wenn man ein bestimmtes Lied von früher hört. Auch das Lied eines Vogels kann Kindheitserinnerungen in einem wecken und das ist doch schön so. Also Musik an und den guten Klängen nachgehen. Auch die Ruhe im Nichts hat einen Klang, der irgendwann angenehm ist. Auch wenn Stille erst mal vielleicht ungewohnt ist, kann die Meditation den Geist reinigen und zur Ruhe bringen (s.a. Kapitel 2).

Arbeit (Beruf)

Weisheit: „Was Ihr nicht tut mit Lust, gedeiht euch nicht."

Ein Beruf sollte für jedermann Spaß machen. Zudem ist er ein Teil unseres Lebens; also zeitlich gesehen. Vergeht da der Spaß (z.B.

nervige Kollegen, Mobbing, zu viel Belastung), kann das phasenweise bedingt schon mal vorkommen. Bleibt der Zustand allerdings langfristig bestehen, ist ein Umdenken nicht verkehrt, da sich sonst u.a. neben Langeweile, Unmut sowie Frustration auch die Erschöpfung schnell bemerkbar macht. Hier kann z.B. eine Aufstellung des Themas „Arbeit" mittels Familienaufstellungssystematik angewendet werden, die zur Klärung der Thematik beiträgt (s.a. Kapitel 5).

Ein Tip: Behandeln Sie Ihre Arbeitskollegen immer fair, auch wenn diese mal einen blöden Tag haben. Meist passieren ja doch Wunder und ein Umdenken über Nacht, bis die Kollegen sich dann am nächsten Tag spätestens besinnen und sich ggf. gar entschuldigen. Wir sind alle gleich, ohne Ausnahme. Ob es der Chef, der Bruder, der Partner oder der ausländische Nachbar zum Beispiel ist. Jeder ist so gut, wie er kann. Immer auf Augenhöhe begegnen.

Weisheit: „So wie Du bist, bist Du gut. Und so wie Du bist, bist Du gut genug!"
(Cornelia Kolb)

2. Ausgleich

Die 80/20- Regel

Die eigens kreierte und wohl für mich sin-
nigste Regel, sofern es Regeln auf der Welt
geben sollte, ist: die 80/20-Regel. Sie passt
nahezu auf alles, was es in punkto Situationen oder dergleichen betrifft und hat mir
schon viel im Leben geholfen. Die Regel lautet:
80% - bleib`bei <u>Deiner</u> Basis
20% - gönn`Dir was außer der Reihe

Mit den 80% meine ich einen gesunden Le-
bensstil:
- Lachen
- Bio und sinnvoll ernähren
- Entspannen
- Immer weiter lernen bis ins Alter
- Stetiges Aufbringen der notwendigen
  Disziplin + Kontinuität

Die übrigen 20% sollte man sich mal gehen
lassen:
- Verrückte Dinge tun
- Neues probieren
- Ruhig auch mal Süßes und/oder Deftiges
  essen

- Einfach das tun, auf was sie Lust haben

*Weisheit: „Es ist ein Brauch von Alters her:
Wer Sorgen hat, hat auch Likör."*

- Trinken Sie „mal" ein Gläschen Alkohol

Das Phänomen ist, dass wenn Sie dem Körper das geben, was er braucht, er es Ihnen
langfristig dankt und Sie können auch öfters
mal über die Stränge schlagen, ohne dass
man einen richtigen Nachteil dadurch verspürt.

Hobbys

Weisheit: „Das Hobby zum Beruf machen"
Hobbys sind ein willkommener Ausgleich
zum Arbeitsleben und sollten ebenso im Ar-
beitsalltag/Rentenalltag integriert sein wie
das tägliche Essen. Hobbys sollten einem
Spaß machen. Auch wenn die Begeisterung
irgendwann mal nachlassen/fehlen sollte, so
halten Sie nicht zwangsläufig daran fest,
sondern gehen Sie weiter. Es gibt auf der
Mutter Erde so viele interessante Sachen zu
entdecken. Man muss einfach mal anfangen
zu suchen.

Hobbys können z.B. sein:
Spielen, basteln, nähen, angeln, Freunde treffen, Kino, Sport, Theater, pokern, Essen gehen, Gesellschaftliches, Sparzieren gehen, etc.

Bewegung, Sport & Entspannung

Weisheit: „Wer rastet, der rostet"
Ausdauersport fördert nicht nur unser Herzkreislaufsystem, sondern u.a. auch unseren natürlichen Stoffwechsel und die damit zusammenhängenden Entgiftungsprozesse (Säure/Basen-Haushalt). Ja sogar der Stress wird dadurch minimiert bzw. wird diesem effektiver entgegen gewirkt. Mit der aeroben besseren Sauerstoffaufnahme können die Körperzellen (inkl. der Darmzellen) besser arbeiten und entgiften bzw. auch entsäuern. Eine Saat von gutartigen Bakterien (Laktobazillen oder e-coli) kann dann sogar besser zur Geltung kommen. Die meisten Menschen nehmen dies leider meist nicht wahr und konzentrieren sich allein nur auf die NEMs (Nahrungsergänzungsmittel). Wie immer...die Mischung macht`s. Und gerade die ist heutzutage so wichtig (s.a. Kapitel 3)! Bauen Sie eine Ausdauersportart in Ihr Le-

ben kontinuierlich ein, wie z.b. Schwimmen, Radfahren, laufen, Nordic-Walking, wandern oder walken.
Wir bewegen uns jeden Tag auf unseren Füßen. Da sollte die Basis, also das Grundgerüst, stimmen. Sonst kommt es über früh oder lang zum Ungleichgewicht, das sich dann äußern kann in: Sprunggelenks-, Knie-, Hüft-, Rücken-, Schulter-, Nacken oder Kopfschmerzen (Rückenstrecker), Becken-Schulterschiefstand, Bakerzyste (Knie) und Entzündungen (Knie oder Achillessehne). Anbei ein paar Informationen, wie sie angenehmer durch`s Leben kommen:

Sensomotorische Schuheinlagen (z.B. über Lauffieber.de – sehr zu empfehlen!)

Diese besondere Art von Einlage – nicht zu verwechseln mit den herkömmlichen Einlagen – unterstützt die eigentliche Basis des menschlichen Gerüsts (Bewegungsapparat) bereits aktiv in der eigentlichen Muskulatur der Füße. Diese besondere Einlage ist also so beschaffen, dass das Zusammenspiel aus Biomechanik unter gezielter Einflussnahme sensorischer Impulse gelingt. Somit können Missempfindungen, wie oben beschrieben, langfristig minimiert bzw. sogar aufgelöst werden.

Mein Tip:
Suchen Sie einen Orthopäden oder Arzt auf und lassen Sie sich in einem Therapiezentrum beraten. Bei Erstgebrauch sollte die Einlage nur 1-3 Stunden/Tag in Schuhen getragen werden, da sich der Körper an die neue Gangart erst einmal gewöhnen muss. Nicht selten treten Muskelkater an Stellen auf, die man vorher noch nicht kannte. Ein gutes Zeichen! Denn nun werden die Muskelgruppen endlich aktiv, die das Ungleichgewicht wieder richtig stellen können; sozusagen das Ungleichgewicht ausbalancieren. Auch über den Kauf eines neuen Schuhs sollte nachgedacht werden, da die Sensomotorischen Einlagen meist noch mal eine Schicht dicker sind, als andere herkömmliche Einlagen. Der Schuh sollte so beschaffen sein, dass der Fußspann beim Gehen nicht druckempfindlich stört; also ein Schuh mit tiefer Schuheinlagensohlenvorrichtung sollte gewählt werden!
Auch beim Sport sollte die neue Einlage getragen werden, wiederum erst nach ca. 6 Wochen langsam integrieren, da dann der Körper die bislang vernachlässigte Muskula-

tur entsprechend schon aufgebaut bzw. gestärkt hat.

Erkundigen Sie sich über ein Therapiezentrum in Ihrer Nähe, das eine Sensomotori-
sche Anamnese + Fertigung anbietet und
machen Sie einen Ausflug dort hin. Es wird
sich lohnen.

Kosten: ca. 100-200 € (Davon zahlt die
Krankenkasse in der Regel ca. 30%) + evtl.
ein neuer Schuh!

*Um Verspannungen entgegen zu wirken. Re-
gelmäßig...:*

Beinausgleich

Die Menschen haben meist keine exakt gleichen Beinlängen. Das ist auch nicht weiter
schlimm und der Körper kann damit umgehen bzw. die Balance halten. Schwierig wird
es nur, wenn der Oberschenkelknochen, wie
gewöhnlich bei allen Menschen, nicht richtig
in der Hüftpfanne sitzt. Das passiert sehr oft,
da in der Regel der Oberschenkelknochen
ein bisschen Spiel im „Pfannenraum" hat.
Hat man nun keine gleichen Beinlängen und

kommt die nicht optimale Knochen-Pfannen-Position hinzu (die man leider nicht direkt merkt, da sie nicht weh tut), ist unter Umständen das bereits schon längere Bein wirklich wesentlich länger als das andere. Fatal! Nun läuft der Mensch Tag ein, Tag aus auf einem Bein länger und dem anderen kürzer. Zudem betreibt er noch Sport und denkt sich, dass er sich dabei was Gutes tut. Nun, malen Sie es sich selber aus was dann irgendwann passiert. Kein Wunder also, warum die Praxen als voller werden und die Symptome wie zum Beispiel Knieschmerzen, Hüft- und Rückenleiden steigen.

Mein Tip:
Noch im Bett am Morgen kann die Korrektur des Beinausgleichs selber vollzogen werden. Mit Hilfe einer Anleitung von z.B. Frau Dr. Helga Pohl (youtube + s. Anhang) können Ungleichgewichte im Bewegungsapparat mittels eigens angewandter Übung ausgeglichen werden. Sie werden es merken. Sie laufen anders, nämlich ausgeglichener durch`s Leben!

Yoga

Yoga ist nun auch bei uns in Deutschland allgegenwärtig und wird meist von Frauen (80%) – wie auch die meisten gesundheitlichen Themen leider immer noch – wahrgenommen und im Alltag mit eingebaut. Mittlerweile gibt es eine Reihe von privaten oder gewerblichen Institutionen, die Yogakurse anbieten. Kurzum: Yoga hilft gerade bei Verspannungen, innerer Unruhe, wirkt auf Körper & Geist beruhigend und minimiert Stress. Zusätzlich erhält man meist weitere Angebote neben den Kursen für Ernährungsumstellungen, Massagen, etc. Nutzen Sie bei Gelegenheit diese Angebote und schnuppern immer mal wieder in andere Kulturen rein (wie z.B. die Ayurvedische Küsche mit ihren 3 Doshas: Vata, Pitta und Kapha) und entdecken ggf. neue Erkenntnisse für sich. Das macht nicht nur Spaß, sondern kann auch den Pioniergeist in einem wecken! Es macht zudem eine positive Stimmung. Seien Sie offen für Neues!

Als weitere Alternative kann ich die Faszienrolle (siehe unten, Punkt: Blackroll) empfehlen, die mit der Zeit sämtliche Verspannungen im Körper löst.

Kombiniert mit einem abschließenden transdermalen Magnesiumbad (Fußbad), schreien die Muskeln, Faszien und Bänder nur so nach Erleichterung und diese werden es Ihnen schon bald bzgl. der weniger zu erwartenden schmerzhaften Symptomatiken danken.

Faszientraining mit der Blackroll

Ich selbst wende neben dem Yoga noch zusätzlich die Blackroll an. Dies ist eine sehr feste im Durchmesser etwa 15cm breite und ca. 30cm lange Gummirolle, die gerade für das Faszientraining unheimlich wirksam ist. Faszien sind die Umrisse unserer Muskeln, die das Zusammenspiel einzelner Muskelstränge ermöglichen. Sie sind Bestandteil einer jeden Muskulatur. Sie kennen sicher ein schönes frisches Steak, bevor es gebraten wird. Im Ursprung, wenn das Fleisch noch nicht behandelt ist, umgibt eine feine weiße Schicht das Fleisch – die Faszie. Der ein oder andere kennt dieses Gerät sicher schon aus den Medien oder dem Fitnessstudio. Wenn man nun denkt, dass man einfach so sein Bein „ausrollen" kann, der irrt. Hier sollte zunächst langsam trainiert werden, da man unheimliche Schmerzen erleidet. Meist sind die sogenannten Faszienverklebungen so intensiv, dass es Wochen dauert, bis diese sich durch dauerhaftes Training auseinander geknotet haben. Wie immer, mit der notwendigen Disziplin verschwinden die Verklebungen auch.

Für Fortgeschrittene:
Wer nicht nur abrollen möchte, kann sich gerne mal mit dem „triggern" versuchen. Einfach eine markante schmerzende Stelle am Bein oder Gesäß aussuchen und mit einem Faszien-Ball 2-3 Minuten auf dem Punkt sitzen bleiben. Nicht das Atmen vergessen. ☺ Hierbei kann man gut erfahren, dass auch diese Art von Training die Faszienverklebungen langsam minimiert bzw. auflöst.

Mein Tip:
Wenden Sie die Blackroll am Abend vor dem Fernseher an oder direkt nach der eigentlichen Sporteinheit. Beginnen Sie langsam mit den Übungen und steigern Sie sich allmählich. Es gilt: Sie machen das für sich. Sollte also jemand bereits mehr Wiederholungen schaffen als Sie, so lassen Sie sich nicht davon beeinflussen. Jede/r ist individuell.

Pferdesalbe
Einer meiner Lieblingsent-
spannungstechniken (gerade
nach intensiveren sportlichen
Beanspruchungen) ist die
Pflege mit der Pferdesalbe
(erhältlich aus der Apotheke
oder Internet). Hier wird die
beanspruchte Fläche groß-
zügig eingeschmiert, kurz
gewartet, und dann gleich
wieder einschmieren; sozusagen 2-mal auftragen.

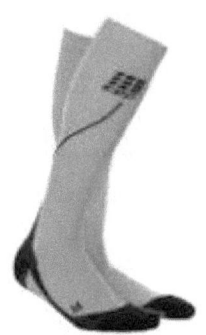

Mein Tip:
Sind es die Waden, die z.B. nach dem Wandern, Nordic Walking, laufen oder Radfahren
schmerzen, so empiehlt es sich direkt nach
der oben genannten „Schmierung" Compres-
sionsstrümpfe drüber zu ziehen. Compressi-
onsstrümpfe bewirken, dass das Bindegewebe noch stärker zusammengehalten wird
und sich somit noch intensiver regenerieren
kann.
Die Strümpfe können nach dem Gebrauch
einfach in die Waschmaschine.

Arnica

Ob Globuli oder als Salbe. Arnica ist ein tolles Mittel für akute Schmerzen z.B. eine Blase am Fuß, eine Beule am Kopf, ein Schnitt mit dem Messer in der Küche, usw. Arnica wird binnen kürzester Zeit wohltuende Linderung verschaffen (s. a. Kapitel Homöopathie).

Mein Tip:
Meine Erfahrung hat mir gezeigt: Bei akuten Leiden 5 Globuli mit der Potenz D6/D12 im Mund zergehen lassen.
Bei immer noch bestehenden Schmerzen natürlich zum Arzt und/oder gleichzeitig weiterhin 5 Globuli, wie oben beschrieben, geben.

Warme Bäder zur Entspannung (tetesept)

Ein weiteres Mittel zur Entspannung einfach so oder auch gerade nach einer Sporteinheit sind Sitz- oder Vollbäder mit Gelenk- und Muskelentspannungsbädern (z.B. mit dem Inhaltsstoff Arnica) aus der Drogerie. Einfach das Tütchen in das heiße Bad geben und 20-30 min darin verweilen, abduschen, fertig! Hierbei bitte beachten, dass man sich nach einer Sporteinheit zuerst den Schweiß abduschen sollte, damit die Haut die wohltuenden Stoffe entsprechend besser aufnehmen kann.

Kosten: ca. 1€ (pro Tüte/Bad)

Kaltgepresstes Sesamöl

Kaltgepresstes Sesamöl wirkt bei der Anwendung auf der Haut nach dem Duschen entspannend und man geht mit einer total entspannten, geerdeten Schwingung in den Tag.

Mein Tip:
Morgens ganz normal duschen und nach dem Duschen noch in der Dusche mit einer guten Hand voll Sesamöl den Körper einschmieren. Dann abduschen und leicht mit dem Handtuch abtrocknen, fertig!
Geruch: Klar, ist der Duft etwas gewöhnungsbedürftig, jedoch riecht das Duschshampoo ja auch und es kommt nicht mehr so zum Tragen später.

Wasser trinken (2-3l Wasser täglich)

Der Mensch besteht aus ca. 70% Wasser. Fast alle Prozesse im Körper sind folglich von der Flüssigkeit abhängig. Der Mensch kann nur wenige Tage ohne Wasser auskommen ohne dann zu verdursten oder sonstige akute Symptomatiken aufzuzeigen. Erhält der Körper ausreichend Wasser – dies sollte am Tag mind. 2-3 l sein – können die Stoffwechselvorgänge (Nährstoffaufnahme + Entgiftung) ihren notwendigen Dienst tun. Dies gilt für den Mann als natürlich auch für die Frau. Der Körper wird es einem danken, wenn er ausreichend Wasser erhält. Nicht umsonst, ist Wasser mitunter das Antihistaminika Nr.1 (Gegenspieler bei Allergieschüben) in der natürlichen Kette.

Mein Tip:
Trinken Sie am Morgen nach dem Aufstehen ca. 0,2l lauwarmes stilles Wasser; sie können es auch abkochen und kurz stehen lassen, damit es lauwarm trinkgerecht ist. So wird der Stoffwechsel angeregt und die Aufnahme von Nahrungsmitteln klappt über den Tag verteilt besser. Das verheißen auch viele Heilpraktiker für gut.
Auch beim Abnehmen kann Wasser seinen guten Dienst tun. Sendet der Körper das

Hungersignal, besteht in erster Regel zunächst Flüssigkeitsmangel. Trinkt man nun 0,2-0,5l Wasser auf einen Schlag, verschwinden die Hungerattacken. Mit der Zeit fühlt man sich leichter (entschlackt besser) und vitaler; essen sollten Sie aber trotzdem noch ausreichend (s. Kapitel 3).

Meditation (abends vor dem Schlafengehen)

Weisheit: „Ordnung ist das halbe Leben"
Neigt sich der Tag dem Ende entgegen, ist viel passiert. Körper & Geist haben gut funktioniert wie man es wollte und nun soll er zur Ruhe kommen. Ah, wie schön einfach. Einfach den Schalter umstellen und dann sofort schlafen. Wer hätte es gedacht, dies ist doch nicht bei allen Menschen so einfach. Meist ist man zu aufgewühlt, hat 1000e Gedanken im Kopf und bekommt es nicht hin einfach mal „abzuschalten". Eine der möglichen Ansätze zur Verbesserung der Lage ist die Meditation. Ich konnte sie selber bereits in einem Ayurveda-Seminar kennenlernen. Mit Hilfe von einer sinnvollen „Gebrauchsanweisung" kann eine/r jede/r ziemlich schnell lernen, wie man als „Kutscher" seine Pferde (Gedanken) an die Stelle manövriert, wo sie

auch hingehören, um final zur Ruhe zu kommen. Es hat sich mitunter gezeigt, dass Meditation sich positiv auf bestimmte Hirnareale auswirkt. Hier werden reflexhafte Emotionen wie Angst oder Gewalt durch die Anwendung der Meditation gezähmt. Man liest es immer öfters, auch in Broschüren oder Zeitschriften, die bei Ärzten ausgelegt sind.

Gesunder Schlaf

Die Heilvorgänge (Regeneration) nehmen im Körper erst richtig ihren Lauf, wenn der Körper zur Ruhe kommt, d.h. im Schlaf. Ein gesunder Schlaf liegt im Stundenbereich zwischen 6-8 Stunden mit Tiefschlafphase ohne Aufwachen. Um einen guten und gesunden Schlaf anzustreben, bedarf es der Vermeidung von Störungen; und damit sind nicht nur die Nachbarn gemeint.

2 Stunden vor dem Schlafen gehen kein Handy + TV mehr!

Handys strahlen das bekannte Blaulicht. Es wirkt auf den Menschen erregend und lässt ihn denken, dass es Tag draußen ist. Kein Wunder also, dass der Mensch nicht mehr zu ausreichend Schlaf kommt und zudem die Regenerationsprozesse im Schlaf nicht mehr richtig funktionieren können, da der Körper gar nicht mehr richtig in die benötigte Tiefschlafphase kommt.

Mein Tip:
Es gibt heute schon Apps, die das Blaulicht am Handy wohl minimieren können. Ein Versuch wäre es evtl. wert. Ein Buch zu lesen ist, in den letzten 2 Stunden bevor man ins Bett geht, zudem viel nahrhafter und gesünder als sich vor das/den Handy/TV jeden Tag/Abend zu setzen. Bilden Sie sich weiter mit sinnhaften Lektüren über Ernährung bsplw. Lesen Sie Romane oder Geschichten über Mythen vor. Seien Sie ein Vorbild!

Gesund abnehmen

Essen Sie wie in Kapitel 3 beschrieben, trinken Sie ausreichend Flüssigkeit wie oben beschrieben (bei Sport mind. 1-2 Liter mehr), treiben Sie 2-3 mal die Woche Ausdauersport und essen Sie ab 19 Uhr spätestens nichts mehr. Der Erfolg wird sich spätestens in 6-9 Wochen bemerkbar machen, indem Sie sich vitaler und spürbar leichter (Pfunde fallen) fühlen. Baut man dieses einfache Konstrukt in sein Leben ein und lebt es mit der notwendigen Disziplin, kommen auch keine Jojo-Effekte und jede Diät ist überflüssig!

Weisheit: „Man ist, was man isst"

Da wir nun immer näher zum spannenden Thema der Ernährung kommen, der meines Erachtens der wichtigste Baustein – neben der Zufuhr von Vitamin, Mineralien und Spurenelementen sowie Entgiftung – in unserem Alltag darstellt, möchte ich kurz erläutern, was Paracelsus schon um 1500 n.Chr. verkündet hat. Nämlich, dass der Magen-Darm-Trakt über Heil oder Unheil entscheidet.

Uwe Karstädt, ein bekannter Heilpraktiker aus München, tituliert die Ernährungsweise sogar als „Die Königsdisziplin".

3. Ernährung

Die Basis

Weisheit: „Morgens essen wie ein Kaiser, Mittags wie ein König und Abends wie ein Bettler"

Die Ernährung ist einer der wichtigsten, wenn nicht sogar der wichtigste Mitspieler im Leben, wenn es sich um die Gesundheit aber auch um die immer wieder anstrebenden positiven Erlebnisse im Leben handelt. Ohne Ernährung kann der Mensch nicht leben. Und heutzutage verlangt man – gerade in den westlich lebenden Ländern – vom eigenen Körper mehr ab als früher. Die Zeit dreht sich gefühlt schneller, alles wird wirtschaftlicher, die Menschen reden schneller, sodass man auf Turbo intern umstellen muss. Die Menschen sind gestresster als früher. Und unser Körper muss das alles mitstemmen. Mitstemmen...für`s Stemmen benötigt man immer eine Kraft, die das Objekt/ die Sache sozusagen hoch- bzw. wegstemmt. Ist die Kraft nicht mehr vorhanden, ermüdet der Organismus; es ist zu vergleichen wie mit einem Motor in einem Auto. Fehlt das Benzin oder schüttet man Dieselöl in einen Benzi-

ner, so läuft der Motor nicht mehr lange rund und die Kraft (der Weg) wird weniger. Hinzu kommt, dass die Lebensmittel nachweislich nicht mehr die Vitamine, Mineralien und Spurenelemente aufweisen wie einst. Es wird auf Masse statt Klasse gesetzt. Fatal! Viele Menschen geben dem ganzen keine Bedeutung und übersehen diese Thematik, weil sie keinen direkten Zusammenhang hinter den ganzen Auswirkungen (Ungleichgewichten bei den Menschen) sehen. Nach dem Motto: „Der Apfel sieht doch gut aus". Noch mal: Fatal! Es gibt mittlerweile mehrfach zig Studien, die darlegen, dass die Nährstoffgehalte der Lebensmittel drastisch in den Keller gewandert sind. Wir essen also aus meiner Sicht nur noch Pappe, die uns nichts gibt und wir fordern als weiter und weiter – meist sogar über 100% - von unserem Körper ab. Kein Wunder, dass viele Ungleichgewichte darauf zurückzuführen sind.
Nun...wie damit umgehen?

Mein Tip:
Gehen Sie mind. 1-2 mal pro Monat zu ihrem Bauernhof um die Ecke und kaufen Sie, wenn möglich, dort ein. Verwenden Sie nur noch Bio-Produkte (jaja..ich weiß, nicht überall wo Bio drauf steht, ist auch Bio drin); trotzdem immer noch besser, als der normale konventionelle Gebrauch von

Lebensmitteln. Nehmen Sie zusätzlich sinnvolle Nahrungsergänzungsmittel (NEM) sowie Mineralien und Spurenelemente, wie Selen zu sich (siehe weiter unten), um den Tagesbedarf zu decken.

Leben Sie die Weisheit: „Morgens essen wie ein Kaiser, ..." und integrieren Sie zusätzlich die LOGI-Kost in Ihren Alltag (*Quelle: Das Grosse Logi Familienkochbuch*). Sie ist an sich auch diejenige, die am Einfachsten in unser Leben zu integrieren ist. Sie basiert auf einer Ernährungsphilosophie, in der der Mensch überwiegend fett- und eiweißhaltig isst. Dabei meine ich natürlich gute Fette wie Leinöl, Cocosöl, Olivenöl. Bitte kein Rapsöl mehr essen. Das soll krank machen und Entzündungen fördern. Erkundigen Sie sich selbst! Kohlenhydrate kommen bei der LOGI-Kost nur zu ca. 25% zur Geltung. Früher hat man auf zu viel Kohlenhydrate gesetzt und nicht auf gute Fette, da man dachte, dass man dadurch die Gefäße gefährdet und weitere Ungleichgewichte begünstigt. Ein Trugschluss weiß man heute. Somit haben die Menschen bis heute eher auf eine Kohlenhydratreiche Ernährung gebaut, die wiederum langfristig u.a. Diabetes begünstigt.

Der Magen hat <u>keine</u> Zähne

Weisheit: „Der Mensch ist ein Gewohnheitstier"

Sofern sich Menschen angewöhnt haben immer ausreichend zu trinken, ist das sehr gut. Nur gilt das fälschlicherweise auch bei den meisten Menschen während der Nahrungsaufnahme! Betrachtet man es aus der Ferne, ist es so einfach und gleichzeitig skurril, dass es schon offensichtlich ist, dass es zu Ungleichgewichten <u>kommen muss</u>! Gerade beim Säuren-Basen-Haushalt und deren Begleitsymptomatiken, die meist nicht damit in Verbindung gebracht werden.

Wie funktioniert die Nahrungsaufnahme aus der Laiensicht? (siehe auch youtube-Beitrag: Wie isst man richtig)

- Nun, die Verdauung beginnt tatsächlich schon bei der eigenen mentalen Vorstellung, dass jetzt gleich Nahrung dem Körper zugeführt wird. Hierbei werden Botenstoffe vom Gehirn ausgesandt, die dem Magen signalisieren, dass jetzt gleich Nahrung ankommt. Das merken wir an dem verstärkten Hungergefühl, das dann auf einmal spürbar ist. Zudem wird das Verlangen nach Nahrung wird umso mehr (Heißhunger).

- Beginnt man dann im Mund die Nahrung aufzunehmen bzw. zu zerkauen, werden die 4 Speicheldrüsen im Mund in Gang gebracht und die Speichelenzyme fließen, um die Nahrung zu einem Brei für den Magen bereit zu machen.
- Angekommen über die Speisröhre zum Magen wird der gut zerkaute Speisebrei mit weiteren Enzymen über den 12-Finger-Darm zum Dünndarm transportiert, indem die Nahrungsbestandteile in immer kleinere Bausteine zerlegt und die Nährstoffe aufgenommen und dem Körper zur Verfügung gestellt werden.
- Final gelangen die Reste nach dem ca. 6m langen Dünndarmtrakt in den Dickdarm, wo dann alles bereit gemacht werden kann, um diese aus dem Körper auszustoßen.

Dieser ganze Vorgang sollte <u>ohne weitere extern zugefügte Flüssigkeit</u> von statten gehen! Denn...und jetzt zum Ungleichgewicht...
Trinkt man zu einer Mahlzeit Flüssigkeit – dumme Angewohnheit; beginnt schon fälschlicherweise beim Bestellen im Restaurant, wenn der Kellner einen fragt, was man trinken möchte und man trinkt die ersten großen Schlucke (solange das eine halbe Stunde vor Nahrungsaufnahme passiert, ist das noch

ok!) – so können die Verdauungssäfte (Speicheldrüsenenzyme und gerade die Magensäure) nicht ihren eigentlichen Dienst machen, für den sie vorgesehen sind. Ergo, die Magensäure wird verflüssigt, die Nahrung kann nicht richtig aufgespalten werden und es kommt zur vermehrten Magensäureproduktion. Zudem, wenn nicht gründlich gekaut wird, ist das schon die 2. Hürde, die der Magen + Dünndarm dann überwinden müssen, denn...der Magen hat keine Zähne! Folglich gelangen mehr und mehr unverdaute Nahrungsbestandteile in das weitere tieferliegende Verdauungssystem und die Gärung tritt vermehrt ein. Der Dünndarm hat jetzt große Mühe, die Nahrung zu verstoffwechseln. Final können noch so viele gute Bestandteile in der Nahrung enthalten sein. Isst man nicht richtig, können diese nicht vollständig verwertet bzw. aufgenommen werden. Das Endprodukt wird dann im Dickdarm gelagert, der es dann verrichten soll? Nicht wirklich. Das ist meines Erachtens der Hauptgrund, warum es zu Ungleichgewichten (Fäulnis, etc.) im Dickdarmbereich kommt.

Mein Tip:
Essen Sie langsam und stresslos, reden sie nicht beim Essen oder wenn dann nur kaum. Trinken Sie eine halbe Stunde vor dem Es-

sen das letzte mal etwas und dann erst wieder 1 Stunde nach dem Essen. Der Körper wird es Ihnen danken! Somit können die Magensäurehemmer (Protonenpumpenhemmer) wie Panthropazol oder Omeprazol, sowie weitere Beschwerdebilder wie Diarrhoe (Durchfall), Verstopfung, Blähungen und Gase wie beim Römheldsyndrom (Ansammlung von Gasen, die, wenn sie nicht weichen können bzw. abtransportiert werden können, zu einem Druck- Engegefühl in der Brust- Herzgegend vergleich bei einem Herzinfarkt führen können), und weitere vermieden werden.

Nicht zu spät essen

Das oben genannte Ungleichgewicht führt also langfristig zu Fäulnissen im Magen-Darm-Trakt, aber auch zur Überproduktion von viel Säure, nur weil wir Menschen uns das falsch angewöhnt haben, da es ja ALLE machen. Und wenn es ALLE machen, muss es ja richtig sein, nicht wahr?!
Zu spätes Essen – alles nach 18/19 Uhr fördert zusätzlich die Übersäuerung, da die Stoffwechselvorgänge nicht organgerecht erfolgen können. Die Organe haben ihre Zeit, näheres haben bereits die Chinesen heraus-

bekommen, die anhand der chinesischen Organuhr den genauen Hochstand jedes einzelnen Organ in unserem Körper vorhersehen können. So arbeitet unsere Blase zum Beispiel zwischen 15 – 17 Uhr nachmittags am Effektivsten und unsere Lunge ist nachts zwischen 3 – 5 Uhr am Aktivsten (siehe auch „Alles hat seine Zeit! Die Organuhr / Kinesiologie").

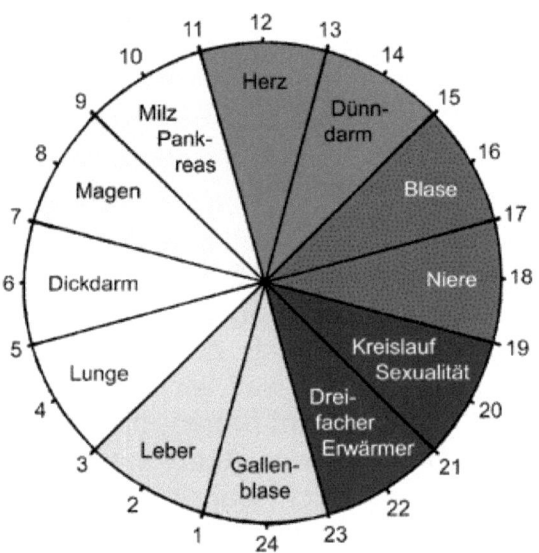

Weisheit: „Die Mischung macht`s"

Das (Un)-Gleichgewicht hat in <u>allen</u> Lebenslagen seine Bedeutung. So auch im Säuren-Basen-Haushalt. Ist dieser nicht in Balance, kommen gerade wir Menschen in den westlichen Ländern schnell zu einer Übersäuerung. Das bekommt der Wundermaschine „Körper" gar nicht gut und doch versucht er es erst mal zu kompensieren, indem er alle möglichen Entgiftungsregister wie Haut, Leber, Galle zu ziehen versucht. Nur irgendwann sind auch diese Potentiale

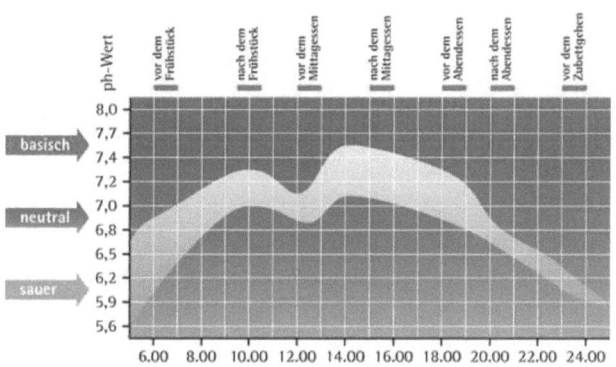

(Bild-Quelle: Lobdeburg Apotheke)

ausgeschöpft und der Körper zeigt die ersten Symptome, was dann im schlimmsten Fall sogar Osteoporose und dergleichen begünstigt. An sich sind wir Menschen basische Lebewesen. Werden zu viel säurehaltige Lebensmittel konsumiert und/oder Säure im Körpersystem produziert – Nahrungsaufnahme und damit Verstoffwechslung – und nicht richtig abgebaut, gerät die Biochemie des Menschen ins Ungleichgewicht und der Körper sendet entsprechende Symptome.

Mein Tip:
Erkundigen Sie sich bzgl. des Säure-Basen-Haushaltes und besorgen Sie sich eine Liste mit den gravierendsten säurehaltigen Lebensmitteln und vermeiden diese. Bauen Sie stattdessen die basischen Lebensmittel in Ihren Speiseplan ein. Um einen verwertbaren Überblick zu erhalten, wie es um den eigenen Säure-Basen-Haushalt steht, sollten Sie mindestens sieben Messungen mittels Indikatorpapier-Teststreifen (siehe Bild S.47) an einem Tag vornehmen (Kosten: ca. 6€). Die jeweilige sichergestellte Zahl (Skala: Farbe <-> Zahl; liegt beim Test bei) tragen Sie dann mit einem Kreuz in das obenstehende Diagramm ein. Die helle Linie zeigt den Urin-pH-Normbereich in Abhängigkeit von der Zeit an. Dabei ist es völlig normal und damit natürlich, dass der Wert im Laufe des Tages schwankt. Dies hängt sicherlich auch mit den

Hochständen der jeweiligen einzelnen Organe zusammen.

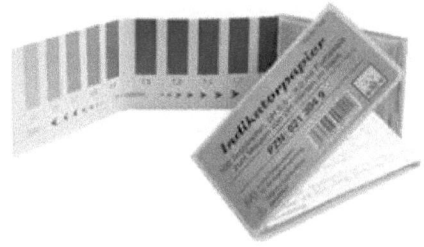

Basenbäder

Neben einer basischen Ernährung lassen sich einfache Basenbäder, wie Fuß oder Vollbäder, wunderbar in den Alltag integrieren, um den Säure-Basen-Haushalt optimal zu halten.

<u>Mein Tip</u>:
Kaufen Sie sich Backpulver von Arm&Hammer (Natriumbicarbonat; es gibt sicher auch einen anderen Hersteller) und nehmen Sie ein Fußbad. Hierzu geben Sie ca. 2-4 Liter warmes Wasser in einen Behälter mit ca. 2-3 Esslöffeln Lauge, wie oben beschrieben. Vergessen Sie kein Handtuch drunter zu legen und bereiten Sie alles so vor, dass Sie mindestens eine halbe Stunde nicht mehr aufstehen müssen. Ihr Handy +

ggf. Fernbedienung sollte ebenfalls in Reichweite dann sein. Fangen Sie mit 20-30 Minuten an und steigern Sie die Badezeit je nach Belieben. Umso länger Sie die Sitzung betreiben, umso mehr Schlacken können aus dem Körper gelöst werden.
Nehmen Sie auf jeden Fall viel Flüssigkeit im Anschluss zu sich.

Cassia Fistula

Um die Schlacken über den Darm abzu-transportieren, bedarf es einem Auslei-tungsmittel. Am besten natürlich „natürlich". Cassia Fistula ist eine Pflanze aus der Familie der Johannisbrotgewächse mit besonderen gesundheitlichen Eigenschaften. Seit Jahrhunderten wird die Pflanze im Ayurveda geschätzt und als vielseitiger „Krankheits-Killer" eingesetzt.
Besorgen Sie sich diese, wenn Sie aktiv Basenbäder anwenden wollen.

Ingwer

Ingwer regt die Verdauung an, wirkt wärmend, antibakteriell und wird auch als natürliches Entgiftungsnahrungsmittel verwendet.

Viele andere gute Eigenschaften werden dem Lebensmittel (bitte bio! verwenden) noch nachgesagt. Einfach selber mal auf die Suche gehen!

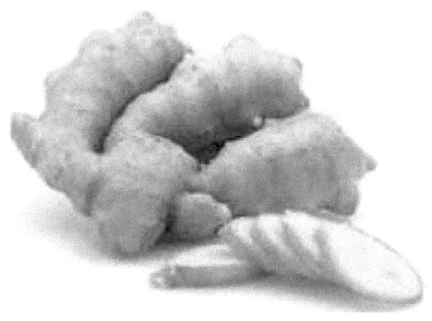

Mein Tip: tägliche Einnahme zum Essen oder in ein heißes Wasser als Tee. Im Sommer kann eine erfrischende Karaffe mit mehreren kleinen Stücken Ingwer, einer frisch gepressten Zitrone und etwas Honig (Kompensation zur Ingwerschärfe) zunächst frisch aufgebrüht werden. Einfach abkühlen und damit auch die Verbindung zwischen den einzelnen Substanzen zusammen wirken lassen, umrühren, fertig!. Auch die Kinder werden es als Erfrischungsgetränk lieben. Übrigens ist es eine natürliche Vitamin C-Bombe!

Kurkuma

Kurkuma ist, genau wie der Ingwer, eine super Wurzel, die vor allem gegen viele Krebsarten und Entzündungen hilft 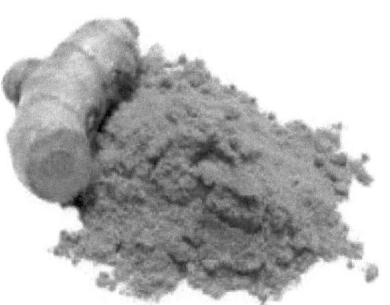 und zudem eine histaminsenkende Wirkung besitzt (natürliches Antihistaminika). Kurkuma ist nachweislich bekannt für u.a. seine Anti-Alzheimer-Wirkung!
Mein Tip: tägliche Einnahme zum Essen. Einfach eine 1 Messerspitze! (mehr bedarf es nicht) auf das fertige Essen geben.

Asiatische Küche vs. Thailändische Küche

Der Hauptunterschied bei der Zubereitung der Mahlzeiten ist, dass die Thailänder meist ohne Geschmacksverstärker kochen und damit zum Teil auch werben. Das thailändische Essen wird in der Regel bei Menschen besser vertragen, da Geschmacksverstärker

(E620 - 625) beim Menschen das bekannte China-Syndrom bewirken kann.

Symptome: Mundtrockenheit, Kopfschmerzen, Herzklopfen, Übelkeit, Gliederschmerzen, gerötete Hautpartien und Hitzeempfindungen, Gesichtsmuskelstarre oder Juckreiz im Hals (*gesundheit.de*)

Mein Tip:
Kochen Sie so oft wie möglich zu Hause oder essen nur dort, wo Sie genau wissen, was drin ist. Wenn Sie dennoch beim Chinamann um die Ecke oder jegliche andere Fertigprodukte essen sollten und allgemein sensibel auf Soßen etc. reagieren sollten, so vermeiden Sie Gerichte mit beschrieben Inhaltszusätzen wie „Gewürze" oder „Gewürzextrakt". Hinter diesen Angaben verstecken sich meist Geschmacksverstärker.

Vitamine

Sinnvolle Messungen

Bevor es nun mit dem Kapitel über Vitamine weitergeht, möchte ich darauf hinweisen, dass wenn Sie die Einnahme mit NEMs (Nahrungsergänzungsmittel) starten möchten, Sie sich im Vorfeld entsprechend beim Heilpraktiker/Arzt vorstellen und sinnvolle Messungen durchführen lassen sollten, sodass der Anfangs-/Momentanwert (Ist-Wert) auf jeden Fall validiert ist. Erkundigen Sie sich über Alternativmessungen, wie z.B. den Bioscan und verpulvern Sie Ihr hart erarbeitetes Geld nicht einfach so „nur" für Blutproben aus dem Fenster. Lassen Sie sich zudem nicht vom Arzt abwimmeln, dass Sie den gewissen von Ihnen ausgewählten Blutwert ja nicht bräuchten. Bestehen Sie darauf, wenn es für Sie stimmig erscheint und übernehmen Sie die Eigenverantwortung für Ihr Leben!

La Vita 3 Monate lang

La Vita ist ein Nahrungsergänzungsmittel (NEM), das ich – begleitend zur normalen Ernährung – nur empfehlen kann. Wie schon allbekannt, beinhalten unsere Nahrungsmittel nicht mehr die Vielzahl von Vitaminen wie einst. Und da kommt La Vita ins Spiel. Der selbst hergestellte biologische Extrakt enthält über 70 verschiedene Obst- und Gemüsesorten – ja sogar Stutenmilch – sodass die Körpereigenen Vitalstoffreserven wieder sinnvoll aufgefüllt werden. Es existieren hinreichende Erkenntnisse, dass mit Einnahme des Saftes der Vitaminspiegel effektiver aufgefüllt wird, als wenn herkömmlich täglich 5 Sorten Obst zu einem genommen werden.

<u>Mein Tip</u>:
2-mal pro Jahr (1x davon in der kalten Jahreszeit) für ca. 3 Monate jeden Morgen oder Abend 1 EL auf 0,1L - 0.2L stillen Wasser <u>nach</u> dem Essen (wird besser vertragen) einnehmen. Der Saft kostet zwar für 0,5L=50€, jedoch wenn man es auf den Tag umrechnet sind das gerade mal 1€. Somit benötigt man
100€ (ca. 100 Tage) pro Kur. Die Kur sollte sich mind. auf 3 Monate belaufen, da die Zellerneuerung im Körper dann erst komplett vollzogen ist.

Vitamin B-Komplex

Die Vitamine der B-Familie sind essentiell für unser Wohlbefinden und für unsere Gesundheit. Jede einzelne Zelle ist vom Vorhandensein ausreichender B-Vitamine abhängig.

Um dem Körper das zu geben, was er benötigt, um im Alltag nervlich, geistlich und auch gerade Herzkreislauftechnisch zu überleben, sollten entsprechende B-Komplex Arzneimittel zusätzlich zur ausgewogenen Ernährung substituiert werden. Erkundigen Sie sich selbst im Internet oder beim Heilpraktiker Ihres Vertrauens und rüsten Sie sich den Anforderungen, die Ihr Körper jeden Tag zu bewältigen hat.

Mein Tip:
Einer der entscheidenden Blutwerte, die damals noch kassentechnisch automatisch mit abgenommen/ausgewertet wurden – jetzt aber nicht mehr (beantworten Sie es sich bitte selber...) – ist der Homocystein-Wert, der für das Befinden des Herzkreislaufsystems steht. Ist dieser zu hoch, steht das für Herzkreislaufbeschwerden. Naturforscher fanden heraus, dass der Homocystein-Wert mit nur 3 B-Vitaminen, nämlich B6, B9 und B12, in einem ganz bestimmten Verhältnis natürlich gesenkt werden kann. Sofern man die B-Vitamine nicht selbst besorgen und mischen möchte, kann hier auch das Arzneimittel Synervit weiterhelfen. Synervit beinhaltet alle 3 B-Vitamine bereits vereint.

Vitamin B12-Kur IM (intra-muskulär)

Vitamin B12 ist u.a. sehr wichtig für unsere Nerven und ist in unserer Ernährung meist im Fleisch enthalten. Gerade im Rindfleisch sind höhere Bestandteile des B12 wiederzu-finden. Wer also auf einen hohen Konsum von Fleisch setzt, der sollte in diesem Punkt eventuell weniger Berührungspunkte haben. Doch Vorsicht ist geboten: Studien haben gezeigt, dass der hohe Konsum von roten Fleisch ein höheres Risiko darstellt an Krebs zu erkranken. Zudem ist es nicht selten, dass bei vielen Menschen der Magen-Darm-Trakt bereits erheblich gestört ist bzw. in Mitlei-denschaft gezogen wurde, so dass das Vi-tamin nicht vom Körper vollständig so aufge-nommen wird wie gerne erwünscht, da es die Barrieren des Magens (Intrinsic-Faktor) zu-nächst überwinden muss.

Mein Tip:
Wenn Sie Fleisch genießen wollen, dann essen Sie Bio-Rindfleisch oder das Fleisch vom Wild und denken Sie an die 80/20-Regel.
Sprechen Sie mit einem Gastroenterologen (Magen-Darm-Spezialist) über Ihre ggf. vor-liegenden Magen-Darm-Erkrankungen und lassen sich bzgl. des B12 checken, so dass

Sie sicher gehen können, dass Sie das Vitamin auch sicher aufnehmen können.

Falls eine Aufnahmestörung vorliegen sollte, so sind 2 weitere Wege zur notwendigen Aufnahme möglich:

1. Oral über die Mundschleimhaut:
   Hierbei träufelt man tropfenweise das Methylcobalamin (B12) auf die Zunge und lässt es kurz einwirken, bevor man es runterschluckt. Das Produkt kann man leicht im Internet käuflich erwerben und auf youtube.de sind interessante Berichte hinterlegt.

2. IM (intramuskulär):
   Am Effektivsten hat sich wohl die Behandlung des B12-Mangels – bei nicht ausreichender Selbstaufnahme – durch die direkte Gabe des B12 mittels IM-Aufnahme nach neusten Berichten herausgestellt (*Dr. Schweikart*). Hier zieht der Körper am effektivsten das notwendige Vitamin über die Muskulatur in die „müden" Zellen.

Mein Tip:
Lassen Sie Ihren B12- Wert im Blut beim Arzt bestimmen. Ist dieser zu niedrig, sollte substituiert werden.

Die kleinen roten Fläschchen können für kleines Geld (unter 10€ für 10St./1000müg) erworben werden. Beim Hausarzt kann man sich dann ohne Voranmeldung die Spritzen geben lassen (als Kur).
Liegt ein eklatanter B12-Mangel vor, sollte hier die Einnahme wie folgt aussehen:

1. Woche   =   jeden Tag 1x 1000müg B12

2.-5. Woche =   1 x pro Woche 1000müg B12 (für 4 Wochen)

Danach   =   1x 1000mpg pro Monat

Nicht vergessen! Lassen Sie nach der B12-Kur erneut Ihre Blutwerte messen.

Durch Leistungssport verlieren gerade Spitzensportler viel B12. Daher substituieren sie regelmäßig B12, um die Leistungsbereitschaft zu fördern.

Vitamin D-Kur nach Dr. Raimund von Helden (Anfangs- und Erhaltungstherapie)

Jüngste Studien zeigen, dass Vitamin D ein entscheidender Vitalstoff ist, den der Körper unbedingt braucht, egal ob Winter oder Sommer. So hilft das Vitamin u.a. bei der Bekämpfung von MS, ALS, Diabetes, alle möglichen Krebsarten, Osteoporose, Erschöpfungssymptomen, Muskelverspannungen aber auch bei Darmentzündungen und vielen anderen. Hier empfehle ich die Vitamin D-Kur nach Dr. Raimund von Helden (Buch: Gesund in 7 Tagen; zeigt auch Fallbeispiele auf). Er hat 20 Jahre lang die Allgemeinmedizin praktiziert, bevor er darauf gestoßen ist, dass er 80% seiner Patienten von ihren Ungleichgewichten befreit, nur allein durch die Gabe von Vitamin D. Es reicht hierbei nicht aus, kleine Dosen kontinuierlich zu nehmen. Zunächst müssen die Speicher mittels einer Anfangstherapie aufgefüllt und dann begleitend als Erhaltungsdosis eingenommen werden.

Im Sommer wird kaum ein hinreichender Vitamin D-Wert erreicht. Gründe hier zum Beispiel sind:

- Der ideale Sonnenstand, der für die Produktion des besagten Hormons ausschlaggebend ist, steht nur von April bis etwa September für wenige Stunden am Tage (12 bis ca. 16 Uhr) bei uns in den Breitengraden zur Verfügung.
- Der Durchschnittsmensch arbeitet bei uns in den Breitengraden von 08.00 bis mind.

16.00 Uhr. Daher empfängt er kaum bis gar kein Sonnenlicht. Man braucht zudem nicht denken, dass ein Arbeitsplatz an der Sonne hinter Fenstern den Wert steigen lässt. Irrtum! Die für die Produktion im Körper notwendigen UVB-Strahlen der Sonne werden von den Fenstern abgefangen und gelangen nicht zum Menschen.

- Wenn Menschen in die Sonne gehen, schmieren sie sich meist schnell ein, um ja keinen Sonnenbrand zu erhalten. Sobald Sonnenmilch auf die Haut kommt, gelangen die guten UVB-Strahlen nicht auf die Haut. Die Folge: keine Produktion des günstigen Vitamin D.
- Solariumstudios haben zu 99% keine Röhren mit UVB-Strahlung, sondern nur Röhren mit UVA-Strahlung. Auch hier erhält man also kein Vitamin D.

Mein Tip:
Nehmen Sie ein Sonnenbad im oben genannten Zeitraum und zeigen Sie so viel Haut wie möglich. Begeben Sie sich am Tag ca. für 15 min ohne Sonnenmilch in die Sonne. So hat der Körper wenigstens die Möglichkeit ausreichend Vitamin D im Körper umzuwandeln/ herzustellen. Nach 15min kann man sich immer noch ausreichend ein-

schmieren und die Haut nimmt aus meiner Sicht prinzipiell keine Schäden von.

Magnesium

Wichtig zu wissen ist, dass Magnesium eine entscheidende Rolle für unseren Körper spielt. Gerade bei der Vitamin D Kur, benötigt man Magnesium in höheren Mengen, da das Magnesium das Vitamin D dort hinbringen muss, wo es hin soll. Hier empfehle ich transdermale Fußbäder (siehe Magnesium). Ist Magnesium nicht ausreichend im Körper vorhanden, können Sie noch so viel Vitamin D zu sich führen. Der Körper kann es nicht richtig dahin bringen, wo es überall benötigt wird, da der Träger fehlt.

Begleitend zur Vitamin D-Kur sollte also Magnesium in Form von transdermalen Bädern (Fußbädern) zusätzlich mit aufgenommen werden.

Hier empfiehlt sich das Pulver „Magnesiumchlorid-Hexahydrat".

Mein Tip:

2-3 Esslöffel von diesem Pulver in ca. 4-5l lauwarmen Wasser einlassen und 20-30min einwirken lassen. Nicht heißer als die Körpertemperatur wegen des Osmose-Effekts.

K2

Der zweite wichtige Punkt ist das Vitamin K2. Ihm spricht man eine verheißungsvolle Wirkung an. So auch bei der Vitamin D Kur. Als Hintergrund muss erwähnt werden, dass ohne ausreichend K2 das Vitamin D nicht aus dem Darm resorbiert werden kann und somit dann auch nicht in die Knochen/Muskeln gelangen kann. K2 wird auch selbst vom Körper, wenn auch nur in geringen Mengen produziert, sofern man viel Grünzeugs ist. In Grünzeugs ist reichlich Vitamin K1 enthalten. Der Körper wandelt K1 in K2 um. Allerdings nicht ausreichend. Daher ist man auf die Zufuhr von Vitamin K2 bei höheren Dosen Vitamin D angewiesen. Es bindet die Proteine und Calcium kann mit Vitamin D aus dem Darm richtig resorbiert werden, so dass es dann, wie oben bereits beschrieben, an die Stellen gelangen kann, wo ein Defizit auszugleichen ist. Das bemerkenswerte ist, dass die meisten Menschen viel Calcium vorrätig im Körper gespeichert haben. Es gelangt nur nicht dahin, wo es hin soll, da das notwendige Vitamin K2 fehlt, um es aus dem Darm zu resorbieren.

Allgemein ist zu bemerken, in wie weit K2 täglich im Leben mit eingebracht werden sollte, da es meines Erachtens zurzeit noch nicht ausreichend getestet wurde. Man sagt jetzt schon K2 nach, dass es viele gute Eigenschaften mit- bringt, die für den Körper zusätzlich unterstützen. Nutzen Sie die Zeit und erkundigen Sie sich über die Möglichkeiten Ihrem Körper zusätzlich etwas Gutes zu tun.

Kosten: <u>ca. 80 €</u>
- 30€ Vitamin D-Test im Blut (kann man sich für den Anfangswert aber auch sparen, da wir alle hier in den Breitengraden unter einem chronischem Vitamin D-Mangel leiden. Ich rechne immer mit dem Anfangswert von 30ng/ml; und der ist schon ziemlich gütig gewählt.)
- 25€ Tropfen (mögliche Quelle: Robert Franz Naturversand)
- 15€ K2 Tropfen (mögliche Quelle: Robert Franz Naturversand)
- 10€ für ca. 1kg Mangesiumchlorid-Hexahydrat

Jüngste Studien haben gezeigt, dass Vitamin D beim Haarausfall beteiligt ist. Menschen, die einen zu geringen Vitamin D-Wert aufweisen, leiden somit meist auch an Haarausfall. Dabei ist zu erwähnen, dass der Vitamin D-Mangel keine Wirkung auf den <u>Haarwuchs</u> hat, hier ist das Hormon lediglich am <u>Haar-</u>

<u>ausfall</u> beteiligt. Weitere Studien laufen bereits hierzu.

Zudem ist Vitamin D ein Hormon, das die Leistungsbereitschaft im Körper auch gerade beim Sport hinsichtlich der Sauerstoffaufnahme fördert; ein geheimer Leistungsförderer sozusagen.

Natürliches Vitamin C statt Ascorbinsäure

Vitamin C ist an 95% unserer Stoffwechselvorgänge in unserem Körper beteiligt. Wussten Sie, dass eine Ziege etwa 10.000 – 12.000mg und dass ein Hund etwa 5.000mg Vitamin C selber im Organismus herstellen kann. Und jetzt raten Sie mal, wieviel ein Mensch selber herstellen kann?
Richtig! Überhaupt keins. Das ist die Wahrheit. Und nicht viele da draußen wissen, dass der Körper eine ausreichende Menge an Vitamin C benötigt um zu überleben. Der Otto-Normal-Mensch ernährt sich also so, dass er evtl. gerade so ausreichend Vitamin C erhält. Er hält den Vitamin C-Spiegel an der untersten Grenze. Hinzu kommt, dass Lebensmittel nicht mehr im hohen Maße mit den Vitaminen und Mineralien ausgestattet sind, wie einst. So dass wir immer mehr und

mehr in der Regel essen müssten, um auf den täglichen Bedarf zu kommen (bei Sport natürlich noch mehr). Somit müssten wir täglich 7kg Sauerkraut oder 40 Orangen zu uns nehmen, um den Bedarf zu decken. Nur das geht nicht. Selbst Dr. H.-W. Müller- Wohlfahrt empfiehlt hier mind. eine Vitamin C-Kur im Jahr zu machen, um den Körper ausreichend mit dem essentiellen Vitamin auszustatten. Nach Schätzung vieler Vitaminforscher sollte der Bedarf an Vitamin C bei einem Menschen zwischen 30-50mg/kg Körpergewicht pro Tag! liegen.

Bsp.: 75kg (Gewicht) = 2000 – 3500mg Vitamin C pro Tag!

<u>Mein Tip</u>:
Zur ausgewogenen Ernährung 1 x OPC (siehe unten) + 1 Messlöffel <u>natürliches</u> Vitamin C aus der Acerolakirsche oder der Hagebutte am Tag. Vitamin C wird durch OPC sogar noch verstärkt.

Ascorbinsäure (chemisch hergestellt) ist an sich nur die Außenhülle des eigentlichen Vitamin C. Es ist unbedingt darauf zu achten, dass die Menschen da draußen das natürliche Vitamin C zum Beispiel aus der Acerolakirsche oder der Hagebutte einnehmen und nicht die Ascorbinsäure!!!

Es kursieren leider immer noch fälschlicherweise die positiven Mythen um die irgendwann menschenschädliche Ascorbinsäure.
Wichtig! Ich empfehle keine Ascorbinsäure
einzunehmen. Selbst dann nicht, wenn man
sie billig im Supermarkt an der Ecke findet ->
diese wirkt langfristig schädlich! Erkundigen
Sie sich selbst.

Mineralien & Spurenelemente

Bei Mineralien (auch genannt: Mineralstoffe)
handelt es sich um anorganische Mikronähr-
stoffe, die in verschiedenen Anteilen im
menschlichen Organismus vorhanden sind
und dem Körper über die Nahrung zugeführt
werden müssen.
Mineralien werden aufgrund der vorhande-
nen Menge im Körper nach Mengenelementen (mehr als 50mg/kg Körpergewicht) und
nach Spurenelementen (weniger als
50mg/kg Körpergewicht) unterschieden. Der
Körper benötigt von den Mengenelementen
täglich mehrere 100 Milligramm bis Gramm.
Dagegen liegt sein Bedarf an Spurenelementen nur bei wenigen Milligramm bzw.
Mikrogramm. In unserer Ernährung fehlen
mitunter eine Vielzahl von Mineralien und

Spurenelementen, da unsere Böden einfach von all den Jahrzehnten kaputt sind und keine richtige und gesunde Saat mehr abgeben können [7]. Letzteres kommt noch hinzu, dass ohne ein ausreichendes "Bett" von Mineralien andere wichtige Vitamine nicht vollständig aufgenommen werden können!

Schindeles Mineralien

Schindeles Mineralien ist ein NEM (Nahrungsergänzungsmittel), dass parallel zu einer ausgewogenen Ernährung zugeführt werden sollte. Es ist ein Gesteinsmehl, das viele für den Mensch benötigte Mineralien – unter anderem auch gerade Eisen (gerade wichtig für die Frauen, da diese ja eher Blut durch die monatliche Regel verlieren) – beinhaltet. Einfach einen Messlöffel in 200 ml stillem Wasser zugeben und mit einem Plastiklöffel umrühren, trinken und fertig.
Dabei darauf achten, dass ein zeitlicher Abstand von 2 Stunden vor und nach der evtl. eigentlichen Medikation eingehalten wird. Ferner darf die Einnahme nicht mit Milch, Kaffee oder schwarzen, grünen Tee erfolgen, da es dadurch die Eisenaufnahme hemmt.

Magnesium ist eines der Elemente, die in vielen Mineralien vorkommen und das natürlich auch in der Ernährung vorkommt – nämlich in Lebensmittel und Wasser.
Übrigens, wer Heißhungerattacken verspürt und viel zu tun hat – ob sportlich oder auf der Arbeit, sprich körperlich oder geistig – hat zudem in der Regel einen erhöhten Bedarf an Magnesium. So ist es nicht verwunderlich, dass gerade Kakao an Nummer 1 in der Süßigkeitenkette steht. Kakao ist ein sehr magnesiumreiches Lebensmittel.
Unser Körper, von dem allein unser Gehirn rund 20% der Energie benötigt, greift dann instinktiv zur ihm bekannten Quelle, dem Kakao oder auch Zucker.

Mein Tip:
Neben La Vita zusätzlich, je nach Bedarf, transdermale Fußbäder mit Magnesiumchlorid-Hexahydrat (1-2x/Woche). Dies ist leicht in der Apotheke/Internet zu beziehen und kostet kaum Geld. Hier ist es erstaunlich, dass die direkte Aufnahme (100%) über die Haut erfolgt, wobei im Gegenzug nur etwa ein Drittel der Magnesiumbestandteile über den Magen-Darm-Trakt, sprich orale Zufuhr, im Körper aufgenommen werden. Was es

nicht alles gibt...aber es ist wirklich so. Sagt einem nur keiner.

Wer sich selbst fordert und fördert, sollte seinen Waagenanteil auf der anderen Seite ebenso aufstocken. Sonst kommt man früher oder später ins Ungleichgewicht.

Selen

Wir leben wie bereits oben beschrieben auf selenarmen Böden. Die Lebensmittel enthalten leider kaum noch Selen auch wenn die Lebensmittel noch so schick und schön aussehen. Selen ist dabei unheimlich wichtig für unsere Schilddrüse und deren Hormone T3, T4, TSH. Unsere Schilddrüse gilt als Taktgeber im Körper. Ohne sie sind wir auf Hormontabletten angewiesen (siehe auch Kapitel 6).

Mein Tip:
2x jährlich eine Kur von 2-3 Monaten zusätzlich zur ausgewogenen Ernährung in Tablettenform (1x am Tag: 200 müg), z.B Cefasel 200 nutri

Aminosäuren

Aminosäuren sind Bestandteil der Eiweißmoleküle. Von den 21 Aminosäuren sind beim Menschen 8 essenziell. Sie müssen also unbedingt mit der Nahrung zugeführt werden. Die 3 semi-essenziellen Aminosäuren kann der Körper zwar selbst bilden, jedoch in Phasen erhöhten Bedarfs nicht in ausreichender Menge. Auch sie müssen daher teilweise mit der Nahrung aufgenommen werden. Die übrigen 10 Aminosäuren kann der Körper in ausreichender Menge herstellen. Sie sind daher nicht-essenziell.

L-Carnitin

L-Carnitin ist eine Eiweißverbindung für den Menschen, die ein vitaminähnlicher und essentieller Nährstoff ist. Sie ist eine chemische Verbindung, die aus den Aminosäuren Lysin und Methionin mithilfe weiterer Vitamine und Spurenelemente vom Körper selbst hergestellt wird bzw. über die Nahrung aufgenommen wird. Es erfüllt essentielle Funktionen im Körper. Treibt man regelmäßig Sport, benötigen die Muskelzellen bekanntlich mehr Magnesium und zu regenerieren.

Hilfreich zudem ist hier die Gabe von reinem essentiellen L-Carnitin, das die Regeneration der beanspruchten Bereiche noch mehr fördert. Langkettige Fettsäuren, wie bsplw. Kokosöl, versorgen die Zellkraftkerne – die Mitochondrien – mit Energie. Um diese Energie dorthin zu bringen, bedarf es einem starken Träger: hier kommt L-Carnitin ins Spiel.
Aber nicht nur körperlich, sondern auch geistig ist L-Carnitin eine hilfreiche Substanz.
Zudem ist L-Carnitin eine Verbindung, die die Leistungsbereitschaft im Körper auch gerade beim Sport hinsichtlich der Sauerstoffaufnahme fördert; ein geheimer Leistungsförderer sozusagen.

Mein Tip:
Nach körperlicher Beanspruchung 2-4g L-Carnitin in 0,2l stillem Wasser aufgelöst und schluckweise trinken. Man sollte hier langsam mit der Dosis
anfangen, da es schnell mit negativen Begleiterscheinungen (Durchfall) mal auf den Magen-Darm-Trakt wirken kann.

Natürliche Antioxidantien

Durch übermäßigen Stress oder Rauchen zum Beispiel kommt es immer wieder zu mehr Oxidation im menschlichen Körper als dieser ausgleichen kann. Bei diesen Reaktionen entstehen Stoffe, die als sogenannte freie Radikale bezeichnet werden. Freie Radikale gelten als aggressiv und verursachen oft Zellschäden. Die Regenerative Mitochondrien-Therapie (Mitochondrien sind unsere Kraftwerke in unseren Zellen) nach Dr. Pall (USA) + Dr. Kuklinski basiert auf dem Zellgeschehen inkl. der oben erwähnten zu vielen freien Radikale. Ein sehr spannendes Thema, das lesenswert ist.

Um den entstandenen freien Radikalen entgegenzuwirken, stellt unsere Mutter Natur vorzügliche Lebensmittel zur Verfügung, die nur noch genutzt werden müssen. Der ausschlaggebende hohe ORAC-Wert ist ein Indiz dafür, wie stark das jeweilige Antioxidants ist. Es sollte immer darauf geachtet werden, ob Sie ein natürliches oder chemisch hergestelltes Antioxidants angeboten bekommen. Nur das natürliche Antioxidants hat die beste Bioverfügbarkeit für den Körper. Verärgerlicherweise basieren viele Studien mit Antioxidantien auf dem chemisch hergestellten, was zur Folge hat, dass die Studien dann oft zu dem Schluss kommen, dass die Wirkung nicht nachvollziehbar wäre, ja sogar noch eher schädlich. Erkundigen Sie sich selbst darüber. Anbei eine Auswahl an Produkten, die unsere Natur bereithält:

OPC

OPC ist ein Traubenkernextrakt, der aus den roten Weintraubenkernen gewonnen wird. Sein ORAC-Wert liegt bei begnadeten 27197 Einheiten. Diesen Wert kann nur noch die deutsche Pflaume überbieten. OPC sollte immer in Verbindung mit dem natürlichen Vitamin C aus der Acerolakirsche oder Hagebutte eingenommen werden, da es die Eigenschaften von Vitamin C um ein 50-faches und Vitamin E um ein 20-faches sogar verstärkt.
Dem OPC werden viele gute Eigenschaften zugesprochen. Es hilft bei Krebsheilung, Diabetes, Allergien, Haut-Bindegewebe Kollagen, Verletzungen und Sportverletzungen, Altersprozesse ausgelöst durch freie Radikale, Atemwege, Stärkung des Immunsystems, Frauenleiden, Libidostärkung, Osteoporose, Entzündungen im Körper.

Moringa

Moringa oleifera wird in vielen Ländern und Kulturen der Welt auch als Wunderbaum (Miracle Tree) oder Baum des Lebens (Tree of Life) bezeichnet. Er wächst überwiegend in wärmeren Ländern wie bsplw. in Teneriffa und besitzt eine Reihe von Inhaltsstoffen wie kein anderer Baum. Genau wie OPC kann er einen hohen ORAC-Wert verzeichnen und enthält neben 14 Mineralstoffen und weiteren wichtigen Omega-3 und Omega-6 Fettsäuren mitunter die 8 essentiellen Aminosäuren.

Kein großer Verzehr mehr von...

Milch, Käse und Joghurt

Wer zu viel Milch verzehrt, hat mit mehr Entzündungen im Körper zu kämpfen. Das berichten immer mehr Zeitschriften, Studien und Reportagen im Internet. Der Milch werden zwar seit Jahrzehnten verheißungsvolle gute Eigenschaften nachgesagt, wie dass sie gut ist mitunter wegen des Kalziumbedarfs. Es wird allerdings nicht verkündet, dass der Verzehr von Gemüse den gleichen Anteil von

Kalzium deckt wie die Milch. In Gemüse sind sogar noch mehr Vitamine und Mineralien enthalten als in der Milch. Daher setzt fast ganz Deutschland auf den unheimlich großen Konsum dieser weißen Masse. Diese Masse ist weiterhin in Käse und Joghurts zu finden. Einmal Milch, immer Milch.

Mein Tip:
Ernähren Sie sich einfach mal – als Kur gesehen – 2-3 Monate milchlos.
Alternativ kann hier Hafer- (gekühlt am leckersten), Mandel- oder Reismilch
verwendet werden. Vorsicht bei Sojamilch.
Viele Allergiker vertragen sie nicht.
Einen Versuch ist es dennoch wert.

Weizen

Viele können sich ein Leben ohne Weizenprodukte nicht vorstellen. Wissenschaftler haben hinter diesen Nahrungsmittelsüchten erklärende Zusammenhänge zwischen unserem Darm und dem Nervensystem entdeckt. Unglaublich aber wahr: Weizenproteine bergen ein Suchtpotential, das durch die opioide Wirkung von Gliadinen im Gehirn freigesetzt wird. Gliadinfreie Ernährungstherapien zeigen sich hingegen wirkungsvoll bei symptomatischen Verhaltensstörungen von Autisten und Schizophreniekranken.

Ähnlich dürfte es um andere westliche Gesellschaften stehen, in denen Weizen als moderne Grundnahrungsmittel den Speiseplan bestimmen. Symptome wie Unwohlsein oder Magendruck mögen von vielen hingenommen werden, während andere Leiden wie Migräne, Entzündungskrankheiten, Gelenkschmerzen, Depressionen, Haut- und Atemwegserkrankungen erst gar nicht mit Gluten in Verbindung gebracht werden. Dabei verschwinden diverse Beschwerden bei einer glutenfreien Ernährung wie von selbst. Machen Sie den Test und ernähren Sie sich doch einfach mal 3 Monate glutenlos.

Schweinefleisch

Der Konsum von zu viel Schweinefleisch sollte meines Erachtens vermeiden werden. Die Tiere werden meist mit viel zu viel Antibiotikum gefüttert (wird dem Futter beigemischt), das dann natürlich auch der Mensch zu Prozentteilen mit verzehrt. Schweinefleisch steht auch im Verdacht diverse Hautschäden wie Ekzeme und Furunkel hervorzurufen. Hier sollte die 80/20-Regel angewendet werden. Mal ein Stück Schweinefleisch ist für den Menschen sicher nicht so ungesund, als wenn man in der Woche den täglichen Verzehr bevorzugt. Die streng moslemischen Menschen essen allein der Religion halber kein Schweinefleisch. Auf Fleisch verzichten muss man allerdings nicht. Natürlich kann der Mensch mittlerweile, und das ist längst belegt, auch ohne Fleisch im Leben auskommen. Ferner sollte frisches Rindfleisch vom Bauernhof oder von dem Metzger des Vertrauens besorgt und am gleichen Tag noch zubereitet und verzehrt werden. Das ist gesundheitlich besser als den Verzehr des Menschen doch sehr ähnlichen Schweinefleisches.

Zucker

Ob Einfach- oder Fruchtzucker: Beide machen den Menschen bei zu großem Konsum nachweislich süchtig und bringen ihn in ein sehr starkes Ungleichgewicht (*zentrum-der-gesundheit*). Ein erhöhter Blutzuckerspiegel kann ein Vorbote für Diabetes sein – eine Krankheit, die das Leben nicht nur beeinträchtigen, sondern es auch verkürzen kann. Die richtige Ernährung ist jedoch – gemeinsam mit ausreichend Bewegung – der Schlüssel zu einem gesunden Blutzuckerspiegel. Die Bauchspeicheldrüse arbeitet bei zu hoher Zuckerzufuhr auf Höchstbetrieb und versucht das Ungleichgewicht mittels dem Gegenspieler Insulin wieder auszugleichen. Meist übergeht der Mensch die Hilfeschreie der Bauchspeicheldrüse, in dem er sich immer weiter falsch ernährt. Fatal! Die Folge: Die Bauchspeicheldrüse nimmt einen Gang raus, da sie es nicht mehr schafft, den erhöhten Bedarf an Insulin bereit zu stellen. Es wird also weniger Insulin produziert und der Körper bekommt ein Über (Hyper) an Zucker: Diabetes.

Spätestens jetzt sollte die Ernährung langfristig umgestellt werden. Es gibt mittlerweile dutzende Internetseiten, auf denen eine unglaubliche Anzahl an Lebensmitteln aufgeführt sind, die nachweislich den Zuckerhaushalt in Schach halten. Machen Sie sich schlau und teilen Sie Ihr erworbenes Wissen mit Bekannten in Ihrem Bekanntenkreis. Ich wette, dass es mindestens eine Person gibt, die damit zu kämpfen hat. Schützen Sie sich, indem Sie potentielle Zuckerbomben aus Ihrem Speiseplan streichen (80/20 – Regel).

Allgemein sollte nicht allzu viel Salz konsumiert werden, da die Fertiggerichte und/oder Gerichte in Restaurants ohnehin schon meist mit viel zu viel Salz gespickt sind. Insgesamt sollte nach Angaben der Gesellschaft für Ernährung (DGE) nicht mehr als 6 Gramm Salz pro Tag zu sich genommen werden, da dies gesundheitliche Auswirkungen hat. Man sollte aus meiner Sicht für seinen Körper Stein- oder Meersalz verwenden. Es ist besser als andere Salze! Besonders das Atlassalz aus Marokko verheißt eine gesundheitsfördernde Wirkung.

4. Darmentgiftung und Darmreinigung-/ sanierung

Der Darm umfasst eine Länge von ca. 5m und eine Oberfläche von 32m². In ihm stecken 80% unserer Abwehr (Immunsystem). Nur wenn der Darm funktioniert, können die für uns wichtigen Vitamine, Mineralien und Spurenelemente richtig und vollständig aufgenommen werden bzw. kann der Körper über den Darm richtig entgiften! Deshalb ist es umso wichtiger, dass die ankommende Nahrung mit den essentiellen Nährstoffen dort richtigerweise den Platz findet bzw. von den Darmzotten aufgenommen werden kann, so dass das Immunsystem so arbeiten kann, wie es soll, und dass es uns schützt.

Um eine geeignete Darmsanierung zu vollziehen, sollten Sie einen speziellen Heilpraktiker aufsuchen, der sich auf dem Gebiet des Magen-Darm-Traktes niedergelassen hat. Bei der Darmsanierung wird der Darm zunächst mittels geeigneten Methoden, wie z.B. Entschlackung mit Sauerkrautsaft und/oder Aufsaugung der im Darm festgesetzten Pestiziden & Schwermetallen mit Hilfe eines Klinoptilolith (spezifiziertes Mineralgestein) wie z.B. Toxaprevent Pure oder der Alge Chlorella entgiftet und im zweiten Schritt mit gutartigen Bakterienstämmen saniert, so dass das Milleu sich selber wieder erneuern und zur gewohnten Funktion beitragen kann, bzw., dass der Körper von innen gereinigt wird und seine normale Aufgabe wieder vollziehen kann und den Nahrungsbrei so verarbeitet, dass auch wirklich alles bei sich behalten werden und aufgenommen werden kann.

Ausleitung Schwermetalle

Meist gehen neurologische Erkrankungen nicht mit einem Erbschaden einher und wenn doch, dann kann dieser gestoppt bzw. verändert werden. Degenerative Ungleichgewichte, wie u.a. MS, ALS, Demenz, Alzheimer und Krebs können gestoppt bzw. verlangsamt werden. Aber auch weitere Ungleichgewichte wie Autismus und Unfruchtbarkeit können im Zusammenhang mit einer Schwermetallvergiftung stehen. So ist es nicht selten der Fall, dass wenn Paare langersehnt auf den Nachwuchs warten, sich zunächst ausleiten lassen und die Chance dann eher rapide steigt, um ein Kind zu bekommen.

Eine der für mich unglücklichsten Tatsachen überhaupt ist, dass diverse Schwermetalle die Plazentaschranke der Mutter ohne weiteres passieren können. Fatal! Denn wenn die eigene Mutter schon vergiftet war, erhält das Kind ohne weiteres unter Umständen die ganze Packung mit. Und das ab dem 0. Lebensjahr. Traurig aber wahr. Man darf sich somit nicht vorstellen, was sonst noch für weitere Schadstoffe wie z.B. Pestizide dem Kind mitgegeben werden, so dass diese von Anfang an mit den Ungleichgewichten kämpfen muss, um es ins Lot zu bringen.

In der Regel gibt es 2 Gene (eins von der Mutter, und eins vom Vater), die man mit vererbt bekommt. Fehlt eines der Gene, können Entgiftungsmaßnahmen im Körper zudem nicht ausreichend durchgeführt werden und der Körper erkrankt. Man kann den Gen-Test machen und kostet: ca. $200 (Great-smokies diagnostic laboratory; Biotic labor).

An sich kann die Entgiftung 6 Monate bis sogar 2 Jahre dauern.

Die Bezeichnungen der Symptome werden immer kurioser, nur der Ursprung ist meist derselbe. Es wird meines Erachtens schulmedizinisch nicht richtig an die Ursache gegangen bzw. könnte noch viel intensiver geforscht werden, wenn die Mittel dafür in die Hand genommen würden – und das macht einen nachdenklich. So nachdenklich, dass man auf die Suche geht, um eine Antwort zu erhalten. So unheimlich nachdenklich, dass wenn es einen in der eigenen Familie erwischt, man an das ganze Gesundheitssystem nicht mehr glaubt, ja sogar bewiesenermaßen gerecht in Frage stellt. Nicht falsch verstehen, Chirurgen und Spezialisten auf dem Ihrem Fachgebiet der Neurochirurgie sind wahre Meister ihres Handwerks und ich bewundere sie. In anderen Segmenten der Medizin wütet aus meiner Sicht allerdings die Gier, was zur Folge hat, dass dem Menschen effektiv nicht richtig geholfen wird, obwohl man es könnte. Es ist ein Profitgeschäft und es wird ein richtiger Reibach mit den Patient „Mensch" gemacht.

So, genug jetzt. Die Wut muss auch beim Schreiben manchmal raus. Danke für`s Verständnis.

Eine weitere mögliche Ursache von Schwermetallbelastungen (Quecksilber, Blei, Zink, etc.) steckt in unseren Zähnen bzw. die Menschen, die früher eine oder mehrere Amalgamplomben hatten oder immer noch haben, sind mit hoher Wahrscheinlichkeit schwermetallvergiftet. Hier ist Quecksilber der Protagonist, da der Amalgamfüllungen-Hauptbestandteil zu 50% Quecksilber ist. Er ist mitunter hauptverantwortlich für die Entstehung von u.a. degenerativen chronischen Ungleichgewichten wie MS, ALS, Fibromyalgie, Demenz und sogar Authismus. Fatal wird es dann, wenn der Giftmüll aus dem Gebiss genommen wird. Ja, sie haben richtig verstanden. Ein Zahnarzt darf die alten Plomben und damit befallenen Zähne eigentlich nicht normal in den Müll werfen, da sie hochgradig kontaminiert sind. Versuche haben gezeigt, dass die giftigen Dämpfe sogar noch nach Jahrzehnten zum Vorschein kommen. Und die Menschen putzen hoffnungsvoll ihre Zähne, in dem Glauben, dass sie etwas Gutes tun und dabei polieren sie die versiegelten Schichten Stück für Stück weiter ab und wundern sich, warum sie z.B. mehr Kopfschmerzen als vorher haben. Das ist dann wohl der allbekannte Volksstress.

Aber so ist es meist nicht. Der Kopfschmerz ist ein Symptom, das für eine Ursache steht. Gewiss!

Der Stress kommt nur noch „on top", der in der Regel alle Symptome noch mehr verstärkt. Parallel bei der Behandlung vom Ungleichgewicht sollten also auch die Stressfaktoren minimiert werden. Dies gilt im Allgemeinen auch bei gesunden Menschen. Es ist nur eine Frage der Zeit, bis Stress sich im Körper äußert. Also seien Sie gut und vorsichtig mit Ihrer Gesundheit. Sie werden sie noch brauchen!

Froximum (Toxaprevent)

Froximum von Toxaprevent ist ein spezifiziertes Mineralgestein (Klinoptilolith), das dem Körper bei oraler Zufuhr hilft, unter anderem die überschüssige Histaminbelastung im Darm super aufzusaugen und abzutransportieren. Der Klinoptilolith leitet aber auch gerade Quecksilber und Blei aus. Sie müssen sich das natürliche Gestein wie einen Golfball vorstellen. Ein Ball, der viele kleine nach innenliegenden Noppen besitzt, was zur Folge hat, dass der Ball nur die überflüssigen negativen Ablagerungen aufnimmt und diese dann in einem Rutsch bzw. mittels Stuhl aus dem Körper abtransportiert. Somit bleiben die wichtigen Mineralien und Vitamine im Körper nachweislich bestehen und der eigentliche Dreck kommt von innen raus.

Chelate

Chelate müssen sie sich wie eine Art Krebsschere vorstellen. Sie ist wie der oben angesprochene Klinoptilolith, der gerade bei der Ausleitung von Schwermetallen intravenös eingesetzt wird. Je nachdem wie die Belastung im Körper mittels sinnvoller Tests diagnostiziert wird, werden dann die verschiedenen Chelate in der Behandlung eingesetzt. Zur Ausleitung wird z.B. DMPS (in Verbindung mit Chlorella) gegeben, das dann über den Urin (viel trinken hierbei) den Dreck mit ausschwemmt.

Chlorella

Chlorella ist wie Spirulina eine Alge, die auf natürliche Weise die Schwermetalle/Toxine bindet und diese aus dem Körper leitet. Hier sollte das Chlorella, das sozusagen bereits aufgebrochen wurde, vorher verwendet werden (nach Dr. Tim Ray / 2001). Dann verursacht es auch keine Blähungen beim Menschen.

Chlorella besitzt dazu die Eigenschaft, dass sie bestimmte wichtige Vitamine, die 8 essentiellen Aminosäuren sowie weitere Spurenelemente und Mineralien besitzt, die der Körper braucht, um die Stoffwechselvorgänge im Körper zu meistern. *Warum essentiell? Weil der Körper die Aminosäuren nicht selber herstellen kann und auf die externe Zufuhr angewiesen ist; selbes gilt auch für das Spurenelement Selen (s.o.).*

Während der Behandlung kann es dennoch zu einer Erstverschlimmerung wie u.a. Hautrötungen am Dekoltee kommen. Das ist lediglich ein Hinweis, dass der Körper auf die Alge stimmig reagiert. Die Toxine können dann nicht mehr über den Darm und/oder Niere ausgeschieden werden, da diese noch zu stark geschädigt sind. Deshalb die Funktion über die Haut.

Chlorella wird in China überwiegend in Freilandbecken angebaut. Sollte man das Produkt erwerben, so ist darauf zu achten, dass das Produkt hier in Deutschland zugelassen und zertifiziert ist. Ein seriöser Hersteller sendet auf Aufhieb, sollte man ihn kontaktieren und ihn darum bitten, eine Stellungnahme über sein Produkt und über die Vorgehensweise beim Import (Test: auf Toxine und jeglicher anderer Art von nicht gewünschten Inhaltsstoffen). Somit sollte man nicht irgendein Produkt wählen, sondern sich im Vorfeld schlau machen und entscheiden. Es gibt auch vereinzelt Unternehmen in Deutschland, die die Alge selber anbauen. Im Zweifel beim Heilpraktiker oder Naturheilkundler fragen. Die Allgemeinmedizin, so ist meine Erfahrung, bringt einen hier nicht effektiv weiter bzw. wissen das nicht viele Ärzte und verweisen unter Umständen nur weiter.

Anwendung nach Dr. med. Joachim Mutter (1):
Mit der Einnahme von 12 Presslingen (ca. 3 g) Chlorella Pyrenoidosa pro Tag als Nahrungsergänzung werden 240 % des empfohlenen Bedarfs an Vitamin B12, 91 % des Bedarfs an Vitamin A sowie 17 % der empfohlenen Tagesdosis an Eisen abgedeckt. Der Bedarf an Chlorella bei einer Ausleitungstherapie wird im günstigsten Fall individuell für den Patienten ermittelt, z.B. über die Austestung mittels Kinesiologie. Falls dies nicht möglich ist, empfiehlt Dr. med. Joachim Mutter (2) folgende Vorge-

hensweise: Man beginnt mit 2 - 4 g (8 – 16 Presslinge) Chlorella täglich und steigert die Einnahmemenge bis zur Verträglichkeitsdosis, die dann eine Woche lang beibehalten wird. Die Menge verteilt man am besten auf zwei oder mehr Portionen pro Tag, die vorzugsweise 30 Minuten vor einer Mahlzeit mit viel Flüssigkeit eingenommen werden sollte. Am 9. und 10. Tag erhöht man auf das Zehnfache der ursprünglichen Verträglichkeitsdosis. Am 11. und 12. Tag ist Einnahmepause. Anschließend nimmt man wieder die ursprünglich geringste verträgliche Dosis ein und fährt im obigen Schema fort. Das so genannte Chlorella-Paradoxon besagt, dass die zehnfache Dosis häufig besser vertragen wird, da zwar nicht mehr Quecksilber aus dem Gewebe mobilisiert wird als bei niedrigerer Dosis, dafür aber mehr Quecksilber gebunden und ausgeleitet werden kann.

Koriander(-extrakt)

Koriander ist ebenfalls in der Ausleitung anzuwenden (nach Angaben von Dr. Klinghardt – youtube-Beitrag). Hierbei ist es wichtig, zu wissen, dass zuerst das Bindegewebe mit der Schwermetallbelastung behandelt werden muss (Chlorella mind. 0,5 – 1 Jahr verwenden). Dann, im weiteren Schritt, wird erst die Schwermetallbelastung im Gehirn (Blut-Hirn-Schranke) mittels einem radioaktiven Mittel und voriger oraler hochdosierten Korianderzufuhr ausgeleitet. Wichtig! Nicht vorher die Blut-Hirn-Schranke versuchen auszuleiten, da das Ungleichgewicht mit der Belastung im Bindegewebe etc. zu einer noch höheren toxischeren Belastung im Gehirn führt/führen kann.

Koriander wirkt krampflösend, antibatkeriell und hat die Fähigkeit Quecksilber aus dem Gehirn ins Bindegewebe zu leiten. Darauf achten, dass sie frisches Korianderkraut verwenden. Korianderkraut gut kauen und lange im Mund lassen (Verdauung beginnt bereits im Mund). Die Dosis langsam erhöhen.

Ascorbinsäure hebt die Wirkung von Koriander auf. Immer wieder viel Wasser trinken bei der Entgiftung.

Kokoswasser/-öl

Kokoswasser löst Amalgam im Körper natürlich und leitet es über den Urin und Darm

aus. Kokosöl gehört mit zu den gesündesten Fetten und ist bei Zimmertemperatur fest vom Zustand her, wird jedoch bei Körpertemperatur flüssig und zergeht im Mund.
In den 40er Jahren haben bereits Landwirte bemerkt, dass eine Fütterung mit Kokosfett die Tiere aktiv, schlank und hungrig, anstatt träge und dick macht.

Mein Tip:
1xtäglich 1TL Kokosöl im Mund zergehen lassen.

Knoblauch + Bärlauch

Knoblauch und Bärlauch wirken beide ebenfalls Schwermetalllösend und leiten die Giftstoffe über den Darm aus dem Körper.

Mein Tip:
Täglich 3-8 Kapseln; oder 30-50 Tropfen
Bärlauch hat 3x so hohen Schwefelgehalt als Knoblauch

Cystein

Cystein ist eine schwefelhaltige Aminosäure, die ebenfalls Quecksilber binden kann.

Mittels Einlauf warmen Wassers kann der Darm über den Rektus zusätzlich entleert und damit von alten Schlacken und Giftstoffen befreit werden. Diese Methodik ist schon mehrere Jahrhunderte alt und wird überwiegend von Heilpraktikern angewendet. Die Sitzungen belaufen sich meist auf eine bis zwei Stunden und können/sollten ca. 1-2x pro Jahr angewendet werden. Insgesamt sollte eine Colon-Hydro-Therapie ca. 8-10 Sitzungen beinhalten, um den Darm richtig zu entleeren und anschließend auch mit gutartigen Bakterienstämmen zu füttern, so dass sich ein verwendbares gutes Millieu wieder aufbauen kann.

Pro Durchgang liegt der zu behandelnde Mensch auf einer Liege und wird vom Heilpraktiker mittels Darm-Oberflächenmassage während der Behandlung begleitet, so dass so viele schädliche Ansammlungen wie nur möglich aus den Darmzotten abtransportiert werden können. Hierbei kommt man von Sitzung zu Sitzung immer weiter voran, so dass das Ziel zum Schluss ist, den gesamten Dickdarm mindestens einmal in seinem „Quadranten" zu entleeren. Im zweiten und letzten Schritt werden dann gutartige Bakterienstämme zugegeben, so dass der Darm sich wieder besser regenerieren kann.

Mein Tip:
2x jährlich (vor und nach dem Winter) sollte eine Darm-Kur von 2 Monaten zusätzlich zu einer ausgewogenen Ernährung durchgeführt werden.
Im zweiten Schritt der Darmsanierung helfen gutartige Bakterienstämme, die sogar bei Laktoseintoleranz wahre Wunder versprechen können. Anbei ein paar Empfehlungen, die an sich gut vertragen werden: Vita Biosa, SymbioFlor oder andere gutartigen im Körper behafteten Bakterien-Kulturprodukte.

5. Geistig-seelisch

Da aus ganzheitlicher Sicht Erkrankungen von Biosystemen immer auf der Körper-, Geist- und Seelenebene stattfinden, müssen im Emotional- und Mentalkörper ebenso Heilimpulse gesetzt werden. Es gibt eine Reihe von sehr guten Ansätzen, die parallel zur herkömmlichen körperlichen Therapieform heutzutage angewendet werden. Clemens Cuby, Louise Hay, Byron Katie, Robert Franz, Erich Körbler (Physiker) und weitere haben bereits sehr gute Erfahrungen und Ergebnisse mit der „informationsgesteuerten Heilmethode" gesammelt und die chronischen Erkrankungen gestoppt bzw. reversibel gemacht (ins Gleichgewicht gebracht). Konkret basiert diese parallele geistige Heilmethode auf der seelischen Ursachenforschung sowie anschließender geistiger informellen Transformation. Mit Erkenntnis der meist über Jahre bestehenden innerlich „fehlerhaften" gelebten Information/Einstellung – die diesen Zustand auf körperlichen Ebene zum Vorschein gebracht hat – und dann anschließender mit speziell angewendeten Methodenansätze programmierten „Neuausrichtung" erhält der Emotional- und Mentalkörper eine neue Richtung/Schwingung, die sich dann auch auf der Körperebene zeigt. Folge: Die Symptome verschwinden.

Man kann noch so viel Nährstoffe und Entgiftungsbäder anwenden, wenn die Information dahinter diese ist, die krank macht, muss sie im ersten Schritt ausfindig und sekundär in die richtige Richtung ausgelegt werden. Dabei kommt es nicht darauf an, was richtig und was falsch ist. Jeder Mensch ist individuell und es kommt darauf an, was die dahinter liegende Ursache für eine Wirkung für den Menschen zeigt. Ursache kann Angst, Wut, Zorn usw. sein und meist ist nicht der Nächststehende die Ursache – wie so oft im Leben gesagt: „Du bist an allem schuld" –, sondern man ist es selbst mit der eigenen Einstellung, die man mitbekommen bzw. sich über die Jahre angeeignet hat.

Affirmationen

Weisheit: „Es gibt bereits alle guten Vorsätze, wir brauchen Sie nur noch anzuwenden" *(Blaise Pascal)* Affirmationen sind positive Sätze, die mittels wiederholtem lautem Aussprechen in unserem Bauch, Kopf und Herz die Eigenschaften Stärke & Kraft hervorrufen. Eine der Sätze lautet:

„Ich liebe...und glaube...vertraue...bin dankbar und mutig!"

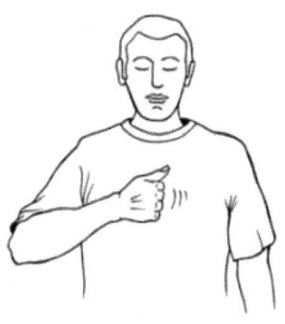

Mittels der eigens an einem selbst im Rhythmus der obigen Wortlaute angewandten Klopftechnik auf der Brust wird die Thymusdrüse aktiviert. Die Aktivierung der Drüse weckt die Lebensgeister und ermöglicht so einen Energieschub bei Müdigkeit und Kraftlosigkeit. Weiterhin prägt und steuert die Thymusdrüse das Immunsystem und bildet u.a. die eigenen Killerzellen aus (Verstärkter Krebsschutz).

Mein Tip:
Immer wieder hintereinander laut aussprechen und klopfen Wiederholung: 30x hintereinander und 2 mal am Tag oder öfters (kann auch im Auto in Stau zum Beispiel angewendet werden)

Will ich das wirklich?

Weisheit: „Wo ein Wille, da auch ein Weg"
Aus meiner Sicht hat sich – egal in welcher Lebenslage auch immer – bewehrt, sich zu

fragen, was man *WIRKLICH* will. Eine Entscheidung sollte immer mit dem inneren Ich vereinbart werden. Anbei eine Hilfestellung, die bei z.B. verzwickteren Situationen angewendet werden kann:

Will ich das wirklich?
Will **I**ch das wirklich?
Will ich **Das** wirklich?
Will ich das **W**irklich?

Im gleichen Zuge sollte darauf geachtet werden, ob noch andere Wege außer dem jetzigen in Betracht gezogen werden können, wenn es einem auf Dauer nicht gefällt und damit dann auch nicht gut geht (sich mit der Zeit eine Mangel-erscheinung einschleicht). Erträgt man die Dinge nicht, so ist ein Umdenken nicht verkehrt. Denn augenscheinlich bringt einem der bisherige Weg nicht weiter und man steht womöglich vor einer T-Kreuzung, die besagt: „Entweder links oder rechts, aber gerade aus geht es nicht mehr"

<u>Merke</u>:
Jeder Weg ist richtig und führt einen weiter! Wege sind jederzeit änderbar. Es gibt keine falschen Wege! Alles ist richtig, dynamisch und bleibt nie unendlich bestehen.
Wenn wiederum ein Mensch unter Gewalt und/oder strafrechtlich nicht einvernehmlich

gegen andere Mitmenschen vorgeht, dann ist das natürlich eine ganz andere Sache (Widmung: für Marina!).

Der Wald ruft

Weisheit: „Wie es in den Wald hineinschallt, so schallt es auch wieder heraus"
Als Wegweiser für ein stimmiges „Mit-sich-selbst" bewährt sich gut die Außenwelt, sprich sein Gegenüber. Schärft man seinen Blick und Instinkt, kann man gut erkennen, ob man sich auf dem richtigen Weg befindet. Sind die Menschen überwiegend eher trügerischer und seltsam mit einem, stimmt meist auch die eigene Einstellung noch nicht recht.
Das Gegensätzliche wird meist erreicht, wenn man die eigene innere positive Einstellung mit sich selbst automatisch und nicht gezwungen nach außen trägt. Die Menschen sind auf einmal viel lieber und angenehmer mit Ihnen und sie spüren gerade zu den Frieden und die Harmonie im Miteinander. Was ich in die Welt hinaussende, erhalte ich auch. Vielleicht manchmal nicht direkt zurück, dann aber auf einem anderen Weg und das auch mal Zeitversetzt. Man muss einfach nur anfangen, dran bleiben und schließlich ernten.

Reflektierende Gespräche

Weisheit: „Wer sich für liebenswert hält, muss den Vergleich mit anderen nicht scheuen"
Sich kommunikativ auszutauschen ist meines Erachtens sehr wichtig; mal den Spiegel vor einen halten. Immer wieder stelle ich fest, dass Gespräche über die wirklich wichtigen Themen wie Gesundheit oder Beziehungsprobleme im Alltag nicht wirklich besprochen werden. Und wenn doch, sind es meist die Frauen, die sich eher zusammen sinnvoll zusammentun als Männer es leben. Nach dem alten Männerlebe-Motto: „Wir sind doch Männer. Wir brauchen das nicht".
Es sind nicht alle so. Das ist mir klar, nur leben es zu viele noch so, habe ich den Eindruck. Das ist meines Erachtens kontraproduktiv allen gegenüber.
Reden kann Wunder bewirken und Motivation, Mut, Einsichtigkeit und viele weitere gute Eigenschaften hervorrufen. Einfach damit anfangen und spüren, dass es keine Scham im Leben geben muss. Wir sind alle gleich. Haben Sie keine Scheu gewisse Dinge anzusprechen. Frei heraus. Es gibt keine dumme Fragen! Keiner ist besser und wenn, dann nur in diesen einzelnen kleinen Sequenzen. In anderen Punkten ist man selbst

der Herausragende! Nie vergessen...jeder Mensch hat seine Stärken & Schwächen.

Familienaufstellung

Familienaufstellungen sind für ein jeder Man(n) gedacht. Was sind Familienaufstellungen und wie werden sie durchgeführt? Nun, ich versuche es mit wenigen Worten zu beschreiben:

Was?
Familienaufstellungen sind Aufstellungen mit Menschen, in denen verschiedene Sachverhalte bzw. Thematiken auf emotionaler Basis im ersten Schritt dargestellt und final gelöst werden sollen.

Wo?
Familienaufstellungen werden von Heilpraktikern oder Psychotherapeuten, meist in einem großen Raum, angeboten.

Wer?
Bei Familienaufstellungen kommen mehrere Menschen zusammen. Dies können die eigene Familie oder weitere fremde Menschen sein, die mit der eigentlichen Thematik nichts

zu tun haben. Es gibt zudem in der Regel noch eine/n Kursleiter/in.

Wie?
Das Prinzip der Familienaufstellung ist wie folgt:

1. Anfangs stellen sich in einer Runde alle befindlichen Personen kurz vor und tragen ihre innere Wahrnehmung/Emotion nach außen vor.

2. Danach wird eruiert, welche der Personen etwas „zu stellen" hat.

3. Der/Die Kursleiter/in wählt dann den/die Erste(n) im Zuspruch mit allen Beteiligten aus.

   Ich spreche nun im Beispiel von einer weiblichen Person, die gerade ein familiäres Thema hat, damit es einfacher ist zu schreiben ff.; gleiches gilt für die Kursleitung.

4. Die Kursleiterin bittet die Auserwählte die Personen zu stellen, die an der emotionalen Thematik beteiligt sind (z.B. Vater, Mutter, Großmutter, Großvater, Bruder, usw.)

5. Die Auserwählte wählt nun aus dem Affekt die Personen in der Runde, die für sie gerade stimmig passen. (Hier sollte nicht viel nachgedacht werden über Aussehen etc.; das Gefühl muss passen! Der Instinkt entscheidet hier)

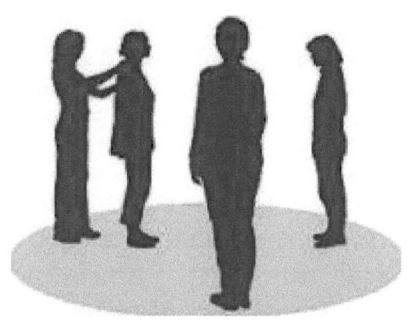

6. Danach werden die auserwählten Personen von der Auserwählten so gestellt, wie es für sie gerade, der Thematik angepasst, stimmig erscheint.

7. Im Anschluss setzt sich die Auserwählte auf einen Platz, von der sie die Szenerie gut beobachten kann.

8. Die gestellten Personen fühlen sich nun in die Rolle ein. Zeitliche Dauer: ca. 2-3 Minuten.

9. Die Auserwählte Person beobachtet nun von ihrem Sitzplatz aus das Geschehen der einzelnen gestellten Personen im Raum bzw. nimmt auf, wie jeder Einzelne in der gestellten Lage sich den Emotionen entsprechend verhält/äußert.

10. In der Regel übernimmt nun die Kursleiterin das Wort und befragt die einzelnen Personen nach und nach, wie sie sich in dieser Stellung fühlen.

11. Und dann? Bevor es nun zu tief in die Materie geht, probieren sie es einfach selber mal aus. Die Familienaufstellungen muss man erleben. Man kann schlecht die Situationen 1:1 beschreiben, da sie immer anders sind. Es ist so einfach und schön zugleich, wenn man entweder selber in der Rolle des Aufgestellten ist oder einfach nur passiv daran teilnimmt. Auch wenn es manchmal etwas anstrengend erscheint, am Ende sind alle froh, dieses Ereignis erlebt zu haben und Gemeinsamkeiten geteilt zu haben. Man lernt so viel dabei.

Ziel der Familienaufstellung ist es, die emotionale Belastung zu erkennen, Lösungen hervorzuheben und an die „Auserwählte" selbsterfahrend weiterzugeben, um eine mögliche Alternative/Weg zur anstehenden Thematik zu erhalten. Familienaufstellungen greifen stark auf die unterbewusste Ebene und wirken nach. Neue Gedankenmuster können entstehen und einen jeden Menschen weiterbringen. Für mich nimmt die Familienaufstellung einen wichtigen Stellenwert in der Lösung emotionaler Thematiken ein. Neben Thematiken in der Familie oder Umfeld, können auch Aufstellungen für die Arbeit, Wohnsitz, etc. ohne weiteres einfach dargestellt werden. Die Lösungen sind hierbei immer individuell und müssen selbst vom Auserwählten für stimmig erklärt werden oder nicht. Probieren Sie es bitte aus!

Kosten: 0€ (Kassenleistung bei einem Psychotherapeuten, sofern dieser Familienaufstellungen aktiv anbietet)

Die Zahl 1888948

Die Zahl „1888948" wandelt, sofern mehrfach geschrieben, gesagt oder in Gedanken formuliert, alles „Negative" ins „Positive" um. Das hat der russische Wissenschaftler Grigori Grabovoi herausgefunden. Mittels dieser neuen Zahlenreihe erhalten die menschlichen Zellen eine gerichtete Information. Damit genesen die Menschen deutlich effektiver und schneller.

Es gibt natürlich noch andere verheißungsvolle gute Zahlencodes, die für/mit sämtliche Ungleichgewichten in Verbindung stehen. Integrieren Sie die Zahl in Ihr Leben, sagen Sie sich öfters in Gedanken diese Zahl, egal wo immer Sie auch sein sollten – keiner kann Sie hören, wie Sie sich die Zahl sagen – und seien Sie gespannt, was für Veränderungen eintreten. Glauben Sie daran! Die Gedankenkraft kann mächtiger sein als Sie sich vorstellen können.

6. Energetische Felder

Unser energetisches Feld liegt bei einer guten und ausgeglichenen Schwingung im Frequenzbereich von 62-68 MHz. Ist die Schwingung nur bei 55MHz, kommt zum Beispiel der Pilz Candida mehr zum Vorschein und ab 45 MHz kommen die schlechten Zellveränderungen (u.a. Krebs) zur Geltung. Menschen, die eher Schwarzseher sind, kommen schnell mal in Bereiche von 10-12 MHz und schwächen damit ihren Organismus erheblich. Positive Gedanken helfen dabei für eine bessere Schwingung (siehe auch Kapitel 5: Affirmationssätze).

Die Organe von Kopf bis Fuß

Gehirn

Die Anleitung von Dr. Klinghardt zur Entspannung und gleichzeitiger Förderung des Denkens der beiden Gehirnhälften verheißt bei langfristiger Anwendung eine sehr positive energetische Wirkung.

Hierzu mindestens 1 mal am Tag für 30 Sekunden bis zu 3 min lang ruhige Kniebeuge machen. Dabei mit vor sich verkreuzten Armen – mit dem Daumen nach vorne gewendet – die Ohrenläppchen greifen. Nach unten einatmen und beim Aufstehen ausatmen. Genießen Sie das Gefühl.

WLAN aus + kein DECT-Telefon mehr!

Strahlungen des Routers, schnurlosen Telefon (DECT) zu Hause oder des Handys verursachen Strahlen, die man wie Strom nicht hören, schmecken, riechen und sehen kann und trotzdem sind sie anwesend. Jüngste Studien haben gezeigt, dass die Strahlen schädlich sind und Krebs verursachen können. Zudem öffnet die WLAN-Strahlung die Blut-Hirn-Schranke, so dass schädliche Parasiten es einfacher haben in die Bereiche des Gehirns zu gelangen. Lesen Sie es selbst auf bestimmten Suchmaschinen im Internet. Dr. Klinghardt – mit einer der führenden Ärzte auf dem Gebiet der Strahlenwissenschaft meint heute, dass die meisten Fälle von Burnout weniger auf den Stress im Arbeitsalltag oder vom Ehepartner beruhen, sondern ca. 50% allein auf die Strahlung um uns herum zurückzuführen ist.

Anfang Dezember 2015 war ich in Köln auf der Brandmeldeanlage-Fachtagung. Unter anderem wurden stolz Tests präsentiert, die vorwiesen, wie man heute Abschirmungsgehäuse für sensible elektrotechnische Bauteile entwickelt. Man zeigte dort, wie mittels Bestrahlung durch eine Stabantenne direkt auf das Gehäuse nachgewiesen werden kann, dass die elektrotechnische Einheit hinter dem Gehäuse gesichert wird.

Nun stellt sich mir die Frage...wenn es schon Wechselwirkungen auf elektrotechnische Komponenten nachweislich gibt, wie sind wir geschützt? Machen Sie sich selber ein Bild und lassen sich nicht berieseln von den Elektromärkten und Werbungen da draußen. Alles Fassade! Wir sollen nur das mitbekommen, was wir mitbekommen sollen. Hinter dem Vorhang tanzen die Puppen und davor werden die Grabsteine immer mehr und mehr.

Auch andere Strahlungen wie z.B. Handymasten lösen Ungleichgewichte aus. Man muss einfach nur mal aus dem Fenster schauen. Dabei entdeckt man schon so einiges, was einem dann sauer aufstoßen lassen sollte.

Mein Tip:
Schalten Sie Ihr WLAN nur ein, wenn Sie es auch wirklich benötigen. Zudembesorgen Sie sich wieder ein Telefon mit Schnur für zu Hause!
Scheuen Sie keine Mühe einfach mal zum Nachbarn zu gehen und ihn zu bitten nachts den WLAN-Router auszuschalten, da er ihn ohnehin nicht nachts braucht. Er wird Ihnen für den Hinweis womöglich danken!

Zähne

Die Zähne stehen für Kraft & Stärke.
Bestehen die ersten Anzeichen für Zahn-schmerzen sollte hier alle 2 Stunden mit Salzspülungen gearbeitet werden. Zudem sollten Gemüsebeilagen auf dem Teller mehr verwendet und zusätzliche Mineralien zuge-führt werden, damit der Körper ausreichend mit Nährstoffen versorgt wird und die Heilung einsetzen kann. Unterstützend kann hier „Grüne Lichtkraft" gegeben werden. Das Pul-ver hat keine Ballaststoffe und wirkt sofort auf den Organismus und ist unmittelbar nach der Aufnahme verfügbar.
Entstehen Verspannungen und/oder Druck an den Zähnen, können diese mittels dem Öl „Deep relief" (Young Living) runtergeregelt

werden. Diese Öle entspannen. Zudem ist der Trapeziusmuskel ein Indikator für Zahnschmerzen. In ihm sitzen eine Reihe von Punkten, die es bei Zahnschmerzen im Akutfall zu punktieren gilt. Und zwar nach dem Muster: Druck auf die Punkte geben (massivst) und dann schnell wieder loslassen -> triggern. Immer wieder Druck geben und dann loslassen. Das minimiert die Symptomatiken des Zahnschmerzes. Und wenn alles nicht hilft, dann gehen Sie zum Zahnarzt!

Schilddrüse

Die Probleme der Schilddrüse stehen für Konflikte, meist mit sich selber. Etwaige Sachen werden nicht richtig angegangen und damit dann auch nicht ausgesprochen. Man steht sozusagen nicht zu sich selber.
Eine Schilddrüsenunterfunktion bedeutet gleichzeitig auch eine geringere Leistung. Hier sollte Vitamin D zusätzlich gegeben werden (siehe Kapitel 3).
Zusätzlich können hier Affirmationen helfen – in geschriebener Art -> Schreiben Sie die Affirmationssätze auf ein Blatt Papier! Man sollte hier 10 mal jeden morgen die Sätze zur Stärkung niederschreiben.

Mit dem Ol „Mut" (Young Living) werden die Energiefelder wieder unterstützend hochgefahren. Zudem hilft die Thymusdrüse das komplette Energiefeld hochzufahren (siehe Kapitel 5: Affirmationssätze).

Bei Erkrankungen der Schilddrüse sollten allgemein Fluor, Chlor und unfermentierter Soja vermieden werden, auch wenn dieser aus Bio-Anbau stammt.

Zudem sollten die Lichtquellen zu Hause gewechselt werden. Kleinere Elektroläden vertreiben nach wie vor die „alten" Glühlampen. Sie wirken allgemein verträglicher auf den Organismus und die Schilddrüse.

Lunge

Wenn die Menschen Trauer in sich haben und z.B. mit einem Thema besondere Schwierigkeiten haben, dann kommt es u.a. zu Bronchitis und/oder gelblichen Auswürfen. Meist leben die Menschen nicht nach ihrem eigenen Leben. Sind Dinge nicht ausgesprochen, hustet man. Man sollte selber seinen Platz einnehmen und somit den Selbstwert stärken. Hier hilft wieder auch das Beklopfen der Thymusdrüse und stärkt.

Um das Ungleichgewicht zudem zu beseitigen, sollte auf eine „Getreide + Milch, Quark,

110

etc. – lose" Kost geachtet werden. Die Symptomatiken verbessern sich binnen kürzester Zeit, da der Körper allgemein bei großem Verzehr von Getreide (insbesondere Weizen) und Milch mit Entzündungen REagiert.
Sind emotionale Gründe im Vordergrund, hilft das Öl: „Relase", um loszulassen. Einfach vorne und hinten auf den Brustkorb auftragen (kleine Handtücher getränkt in einer Öl-Lösung).

Herz

Herzungleichgewichte gehen mit Sorgen umher. Sätze wie: „Wie geht`s weiter" sind hier nicht selten an der Tagesordnung. Aber auch Konflikte können hier Schwierigkeiten machen. Es kommt nicht selten zu Bluthochdruck. Meistens überwiegt der Verstand bei den Menschen und auf das Herz wird nicht gehört. Menschen sollten sich dann fragen:

„Was will ich im Leben?" oder „Will ich das wirklich?" (siehe Kapitel 5 ff.).

Menschen sollten sich zudem eine 100er Liste innerhalb 1 Woche schreiben, was sie wirklich wollen. Angefangen beim Traumhaus, Insel, Auto, Urlaub, Liebe, Vergebung, etc...

Am besten geht man an einen Ort, der einem gut tut beim Schreiben. Es wird immer in der „Ich will..."- Schreibweise geschrieben. Somit wird das Unterbewusstsein gefüttert.

<u>Niemals Sätze mit</u>: „ich will NICHT..."! Das Wort „NICHT" hört bzw. versteht das Unterbewusstsein nicht, auch wenn der eigentliche Sinn in der Liste positiv gewollt ist. Schreiben Sie also lieber:

„Ich bin gesund" statt „ich will nicht krank werden".

Was sich ebenso bei Herzrhythmusstörungen bewährt, ist Obst essen auf nüchternen Magen. Hintergrund ist der folgende: Isst man als Nachtisch weitere Obstsorten, kann es schnell passieren, dass der Magen-Darm-Trakt durch die Trägheit erst viel später beginnt das Obst (z.B. Apfel) zu verdauen. Das hat zur Folge, dass der Apfel anfängt zu gären und somit im Magen-Darm-Trakt Gase entstehen, die meistens nach oben drücken können (Römheldsyndrom); gleiche Thematik kann auch bei der Zufuhr von Haferflocken passieren. Hier kann man vorher die Haferflocken einweichen, damit sie im Vorfeld – und nicht erst im Magen – aufquellen können. Die Gase drücken dann vom Magen zum Zwerchfell hoch an den untersten Herzzipfel. Fatal! Nicht selten bekommen die Menschen dann Angst, dass sie gerade einen Herzanfall erleiden, da das Herz gespürt mehrfach unkontrolliert stolpert und aussetzt. Zu guter letzt kommt dann auch noch die Panikattacke obendrauf und die Angst steht mehr im Vordergrund, als sie eigentlich muss. Hinterher ist man meist so fertig, dass der ganze restliche Tag für die Erholung benötigt wird.

Beim Verzehr von Obst auf nüchternem Magen sollte man langsam machen, da die Grenze der Verträglichkeit immer individuell ist. Menschen mit einer Fruktoseintoleranz sollten hier besonders aufpassen und den Obstsalat mit einem Joghurt dann eher doch zum Nachtisch essen; halt nicht zu spät am Tage.

Weiterhin sollten Omega3-Fettsäuren in Form von „richtig" kaltgepresstem Leinöl angewendet werden. Hierbei darf die bekannte rohköstliche 42°C-Grenze nicht überschritten werden. Merkmal des Öls: Das Öl steht in Läden im Kühlschrank zum Verkauf und hat einen nussigen Geschmack! Omega3-Fettsäuren wirken heilsam auf den Herzkreislauf. Einfach 1 EL auf das Essen nach dem Kochen (nicht mitkochen!) dazugeben.

Magen

Wer zum Beispiel schlecht mit Kritik umgehen kann, dem schlägt es auf den Magen. Man frisst die Sachen dann eher in sich hinein.

Was der Mensch scheinbar vergessen hat, ist, dass der Magen keine Zähne hat und trotzdem schlingt er ungemein weiter und wundert sich dann, warum es zu Ungereimtheiten kommt (siehe Kapitel 3 – Der Magen hat keine Zähne). Auch trinken während der Nahrungsaufnahme sowie zu viel reden beim Essen ist kontraproduktiv. Also lassen sie sich Zeit, kauen gut und trinken sollte man frühestens eine Stunde nach der eigentlich Mahlzeit, sofern man bereits massivste Probleme mit der Nahrungsaufnahme hat.

Die wichtigen Enzyme im Magen werden zudem durch die gelegentliche nüchterne Aufnahme von Ananas + Papaya (beide roh essen) gestärkt. Hierzu kann die Ananas zunächst in die Hälfte geschnitten werden; mit einem Messer schneidet man dann in der einen Hälfte am Hüllenrand einmal rum und schnitzt im Kreuz um den Kern. Anschließend kann das Innere mit einem Esslöffel herausgenommen und gegessen werden.

Ebenso förderlich sind die Heidelberger 7-Kräuter. Diese sind Bitterstoffe, die dem Magen gut tun. Einfach eine Messerspitze von den Kräutern in den Mund, kurz einwirken lassen und dann nach 20-30 sec runterschlucken. Fertig!

P6-Punkt bei Übelkeit
Bei der Akkupressur werden typischerweise dieselben Punkte benutzt wie bei der Akupunktur. So kann z.b. bei der Reisekrankheit oder Übelkeit der Punkt unterhalb des Handgelenks mittels der 3-Finger-Regel massiert werden. Nach 1-2 Minuten sollte die Übelkeit im Magen dann schon besser werden. Einfach ausprobieren!

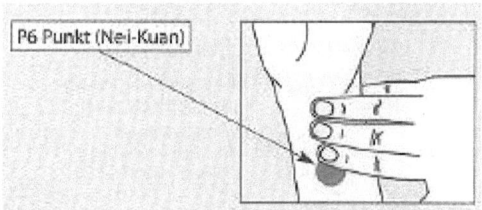

Im Handel gibt es sogar Bänder, die langfristig bei Übelkeit getragen werden können. Man kann sie aber auch selber herstellen. Diese Bänder habe eine Erhöhung, die dann dauerhaft den Punkt am Armgelenk akkupressiert.

Wobei ich natürlich empfehlen würde der Ursache für die Übelkeit – sofern sie nicht akut bedingt ist – auf den Grund zu gehen. Wie immer gilt auch hier: Erkennt man die Ursache und geht diese an, verschwinden die Symptome.

Bauchspeicheldrüse

Die Bauchspeicheldrüse liebt die Orange und die Leichtigkeit. Hier sollten ätherische Orangenöle angewendet werden (öfters dran riechen oder einreiben). Nicht selten kommt es nach minütlicher Anwendung zum Glücksflash. Zudem gilt auch hier wieder: keine Gluten!

Leber

Wut & Ärger schlagen sich auf das Organ Leber. Begleitend kommt dann oft der Schmerz der Leber zum Vorschein: die Müdigkeit.

Meist sind es die Menschen, die mit dem Lebensmotto einhergehen: „So ist das Leben. So muss das Leben sein. Das Leben ist kein Ponnyhof."

Hier hilft das Öl „Loslassen". Einfach ein Handtuch in ein basisches flüssiges Mittel zugeben und auf die Leber legen. Zwischen der dann oben drauf liegenden Wärmflasche (angenehm temperiert und nicht zu heiß) und dem getränkten Handtuch sollte noch ein weiteres normales Handtuch zwischen gelegt werden. Entspannen Sie sich. Zudem sollte man die künstlichen Raumsprays gegen Eigene austauschen. 5 Tropfen Öl in Wasser und dann gut schütteln.

Der Löwenzahn ist ebenfalls gut (Bitterstoff) und sollte mittels eines Smoothie oral verzehrt werden.

Niere

Das Thema der Niere ist die Angst. Hier sollte das Öl „Mut" oder „Believe" eingesetzt werden, sowie die Affirmationssätze (siehe Kapitel 5).

Wir leben mittlerweile in einer Massenangst. Terrorwarnungen oder Attentate verbreiten sich über die Medienwelt so schnell und so häufig wie noch nie zuvor. Schrecklich. Vorsicht! Hier muss man sich wirklich schützen und eine imaginäre Mauer um sich und seine Liebenden hochziehen. Schauen Sie nicht mehr so viele Nachrichten und wenn Sie doch TV schauen, dann nur auserwählte Sender, die so wenig wie möglich Nachrichten zeigen.

Aber auch Existenzängste sind ein weiteres großes Thema, was sich nicht selten eben auf die Niere auswirkt. Nieren mögen keine Kälte und somit auch keine kalten Füße. Wenn man nach Hause kommt, sollte man sich ab und an ein heißes Ingwer-Fußbad gönnen. Hierbei wird der Ingwer in das Wasser eingerieben.

Blase

Kann das Kind nicht weinen, weint es in die Blase. Die Folge: Blasenentzündung. Meist stecken hinter der Blasenentzündung etwaige Traumata aus der Vergangenheit, die aufgedeckt und besprochen werden müssen. Linderung kann neben einer Psychotherapie oder Familienaufstellung mit folgendem erfolgen:

Autovaccine-Kur

Die Autovaccine-Kur ist eine sehr erfolgreiche, um Blasenentzündungen auszulöschen. Mittels dem errungenem Sektret aus dem Stuhl, können eigene Bakterienstämme so hergestellt werden, dass sie das Immunsystem unterstützen und damit auch der Blasenentzündung entgegenwirken. Wie bei einem Nasenspray werden die guten körpereigenen, im Prozess verarbeiteten Bakterienstämme dann über die Schleimhaut wieder zugeführt. Eine sehr gute Alternative, bevor man ständig wieder zu Antibiotikum greifen muss und sich damit langfristig Schäden im Darm zuführt und es zu Folgeerkrankungen (wie z.b. Allergien oder Nahrungsmittelintoleranzen) kommt. Die Kur kann ein/e gute/r Heilpraktiker/in durchführen.

Cranberrysaft

Dieser Saft schützt die Blase auf natürliche Art und Weise. Es sollte allerdings der natürliche ureigene Saft aus der Apotheke oder Reformhaus verwendet werden. 1-2 Esslöffel auf 0,2l stillem Wasser bei akuten Schmerzen 2 mal am Tag trinken kann schon Linderung verschaffen.

Vitamin D

Prof. Dr. med. Claus Schulte-Uebbing behandelt Frauen mit vaginalen Ungleichgewichts-Symptomen. Er hat im Internet publiziert, dass die Anwendung von Vitamin D über den Tampon super Erfolge verzeichnet und dass die Symptome sich zurückbilden, gerade bei PAP-Werten. Erkundigen Sie sich selbst!

<u>Reneel</u>
siehe auf Seite 123!

7. Homöopathie

Die Homöopathie ist eine der möglichen Anwendung, die mittels energetischen Mitteln
die Ungleichgewichte nach dem Ähnlich-
keitsprinzip wieder ins Lot bringen kann. Ich
schreibe ganz bewusst „bringen kann", denn
es gibt einerseits immer noch viele Skeptiker,
die nichts darauf geben, obwohl die Homöopathie auch bei Tieren hilft und allein die haben allgemein keinen Sinn für aufkommende
in den Bauch löchernde Verständnisfragen.
Zum anderen kann das klassische homöopathische Mittel in den üblichen Potenzen seine
Wirkung nicht mehr so entfalten wie einst, da
der Mensch sich schon ohnehin in einem zu
starkem Ungleichgewicht befindet. Immer
mehr Homöopathen greifen daher zu immer
höheren Potenzen, um überhaupt eine Wirkung zu erzielen. Das gilt für den Menschen,
als auch für die Tiere.

Arnica

Ob Globuli oder als Salbe. Arnica ist ein tolles Mittel für akute Schmerzen, z.B. eine
Beule am Kopf, ein Schnitt mit dem Messer

in der Küche oder gar nur kurz gestoßen. Wer Arnica binnen kürzester Zeit nach dem nicht wohltuendem Ereignis nimmt, wird schnell Linderung erfahren, in dem die Schmerzen erstens nicht so stark aufkommen und zweitens, dass der blaue Fleck zum Beispiel gar nicht so in Vorschein kommt, als wenn sie nun kein Arnicamittel nehmen würden.

Mein Tip:
Bei akuten Leiden 5 Globuli mit der Potenz D6/D12 im Mund zergehen lassen.
Bei immer noch bestehenden Schmerzen natürlich zum Arzt und/oder gleichzeitig weiterhin 5 Globuli, wie oben beschrieben geben.

Angocin

Angocin ist das homöopathische Antibiotikum, das bei Entzündungen oder anderen Ungleichgewichten gegeben werden sollte, bevor man auf die Chemie-Antibiotikum-Keule übergeht. Aufpassen! Das chemische Antibiotikum macht nicht nur die schlechten Erreger kaputt, sondern auch die guten. Eine dauerhafte Anwendung der Chemiekeulen führt unter Umständen zu Allergien, Nahrungsmittelintoleranzen wie Laktose-, Fruktose-, Sorbit- und Histaminintoleranz und weiteren Ungleichgewichten.

Medikamente sollten erst recht nach einer natürlichen Gesundheitsumstellung abgesetzt werden. Reden Sie hierbei mit ihrem Arzt oder Heilpraktiker, der auch andere Wege im Sinne der Naturheilkunde parallel verfolgt. Wir sind alles Lebewesen und benötigen die chemischen Keulen nicht. Die Natur gibt uns alles, was wir brauchen!

Okoubaka

Okoubaka ist ein tropischer Urwaldbaum und kann/sollte begleitend bei der Darmsanierung angewendet werden. Durch die Gabe des homöopathischen Mittel Okoubaka D3 werden erworbene Nahrungsmittelintoleranzen sogar wieder besser; Nahrungsmittel können demnach besser verstoffwechselt werden.

Reneel

Reneel ist ein homöopathisches Arzneimittel, das gerade bei Harnwegserkrankungen sehr hilfreich ist.

8. Zum Abschluss: weitere Empfehlungen

Weichmacher in Plastikflaschen...

Weisheit: „Plastik im und um den Mund (Makeup), macht den Menschen bald ganz dumm."

Egal ob Weich- oder Hartplastik, beide Arten begünstigen langfristig sehr stark das Entstehen von Prostatakrebs, Morbus Chron etc.

Verantwortlich hierfür ist der Hauptbestandteil Bisphenol A. Möchte man testen, wie sein Wert im Körper ist, so kann man seinen Wert morgens im Urin bestimmen lassen.

Sollte man trotzdem Plastikschüsseln, Flaschen etc...verwenden, sollte auf die Kennzeichnung „ohne BPA" geachtet werden. Neben der Vermeidung von herkömmlichen Plastikflaschen sollte auch auf den Verzicht der Plastikfolie geachtet werden.

TOXFOX

ToxFox ist eine App, die die aktuellsten Kosmetika wie Cremes, etc. auf ihre gesundheitlichen Akpekte, wie schädliche Parabene, usw. bewertet. Selbst in teuren Kosmetika sind giftige Substanzen enthalten, die nachweislich für den Körper schädlich sind und so ohne weiteres auch nicht wieder ausgeschwemmt werden können.

Mein Tip:
Nutzen Sie die App bei Ihrem Einkauf (z.B. Drogerie) mittels Barcode-Scanner. Die App ist kostenfrei und kann im Store downgeloaded werden.

Die Killer bei Krebs

Broccoli

Der Broccoli (am besten Bio!) ist ebenfalls eines der effektivsten Mittel gegen Brust- und Prostatakrebs. Das Gemüse ähnelt nahezu zu 100% den beiden eben beschriebenen organischen Körperteilen. Robert Franz stellt folgende Zubereitung bei entsprechendem Krankheitsleiden vor. Originalzitat:

„Es werden 250 Gramm bis maximal 500 Gramm Broccoliblütenstände
4 bis maximal 5 Minuten in ein Liter Wasser (zugedeckt) bei kleiner Hitze gekocht. Danach wird der Absud in zwei gleiche Mengen aufgeteilt, von denen je eine morgens nüchtern und eine vor dem Abendessen eingenommen wird. Nach der Einnahme der Brühe darf für mindestens 20 Minuten außer Wasser nichts getrunken werden; auch dürfen kein Salz, keine Gewürze und keine Suppenwürfel eingesetzt werden!
Die kurmäßige Anwendung der Broccoliabkochung zeigt keine Nebenwirkun-gen oder Wechselwirkung mit Medikamenten. Im allgemein tritt ein Nachlassen der Beschwerden innerhalb von 2-3 Tagen nach Kurbeginn ein, die therapeutische Wirkung ist frühestens nach einer Woche zu erwarten."

Allgemein sollte auf eine ausreichende Zufuhr von Broccoli (Bio-Qualität) geachtet werden, um vorbeugend sinnbildlich die Mauer immer hoch genug halten zu können.
Anbei das Wirkungsspektrum von Broccoli:
Tumorhemmend, Antimutagen, PSA-Senkend, Antioxidans, Litolytikum (steinlösend), Antibiotikum, Entgiftend, Immunstimulans, Entgiftend, Cholesterin senkend, Antivi-

ral. Besitzt Flavonoide, auch gut gegen Herzerkrankungen.

Aber auch viele Mineralstoffe liefert der Broccoli:

Jod, Phosphor, Natrium, Kupfer, Kalium, Mangan, Fluorid, Magnesium, Eisen, Kalzium, Chrom), Carotin, Arginin, Nicotinamid, Panthotensäure, Folsäure, Fett, Vitamin; B1, B2, B6, E, K, C, Flavonole, Isoflavonoide, Anthocyanidine.

Mein Tip:
Nehmen Sie den Broccoli mind. 2 mal im Speiseplan pro Woche mit auf. Entweder als leckere Suppe oder als Gemüsebeilage bei einem thailändischen Gericht.

B17

B17 gilt als Pseudovitamin und soll bei Verzehr den Krebs richtig in die Knie zwingen können. B17 kommt unter anderem hauptsächlich in bitteren Aprikosenkernen vor. Der Verzehr von nur 5 Aprikosenkernen am Tag soll präventiv vor Krebs schützen. Nehmen Sie die Eigenverantwortung an sich und erkundigen Sie sich. Ich bin mir sicher, dass es sich lohnen wird.

OPC zusammen mit Vitamin C

Wie bereits im Kapitel 3 beschrieben, ist der Traubenkernextrakt OPC in Verbindung mit dem natürlichen Vitamin C ein Krebskiller. Begleitend zur Chemotherapie kann er ohne weiteres eingesetzt werden. Patienten berichten vielfach, dass die negativen Chemonebenwirkungen dadurch rapide gesenkt werden.

Vitamin D

Ich empfehle eine hohe Dosis von Vitamin D (40.000 I.E. pro Tag eine Woche lang für den Anfang). Nicht nur bei Krebs. Sei es Osteoporose, Diabetes, Schilddrüsenunter- oder überfunktionen, Hautprobleme, die Liste könnte ich nicht mehr komplettieren. Vitamin D ist das für mich wichtigste Vitamin, das man sich hochdosiert zuführen soll/kann/muss. Sollten Sie an Ärzte kommen, die innerhalb von 2 Wochen eine Dosierung von nur 20.000 I.E. (Internationale Einheiten) empfehlen, so wechseln Sie bitte den Arzt. Denn er ist auf einem zu alten schulmedizinischem Stand!

Die Borax-Verschwörung (pdf-Datei bei google)

Bitte die pdf-Datei im Netz herunterladen und durchlesen. Sie müsste immer noch kostenfrei sein. Hilft bei Arthrose, Osteoporose und u.a. auch bei Schuppenflechte.

Eine Sache noch, die mir sehr am Herzen liegt

Bei der Suche nach der Ursache der Erkrankung Autismus zeigen neuste Erkenntnisse, dass Quecksilber eine entscheidende Rolle bei der Entstehung des Ungleichgewichtes spielt. Kinder im Säuglingsalter wurden in der Vergangenheit mit Quecksilberinjektionen geimpft. Hierbei kann eine direkte Vergiftung erfolgen.

Leitet man die Giftstoffe schnell wieder aus und befolgt weitere Maßnahmen (s.u.), hat sich gezeigt, dass die Symptome sich wieder zurückbilden.

Folgende Maßnahmen sind hier zu betrachten:

- Die Gabe von Folsäure zu Vitamin B-12 (Hydroxocobalamin) im Verhältnis 4:1.

Dabei werden die Giftstoffe entschärft.
Gabe: alle 4-5 Stunden.
- Elektrosmog vermeiden. Umgestaltung der Wohnung. Quellen des Elektrosmogs verringern bzw. vermeiden –> kein WLAN, Handy mehr in näherer Umgebung.
- Im Rachenbereich sich die Mandeln ansehen.
- Ggf. ein Wurmmittel geben -> Mittel: biltricide
- TD-DMPS auf die Haut geben und einmassieren jeden 2. Tag. 1,5mg/kg 4 Monate lang.
- Allergische Nahrungsmittel weglassen, insbesondere glutenhaltige Nahrungsmittel sowie den Milcheiweiß Casein.
  Kinder mit Authismus kommen immer in schmerzhafte Schübe. Das gilt letztendlich auch der Gluten- und Caseinhaltigen Kost. Diese gilt es zunächst für die Therapie zu vermeiden.
- Gabe von NDF (Chlorella + Korianderkraut) 4 Tropfen 2x am Tag

Näheres bitte noch einmal gründlichst selber erforschen, bevor man die Anwendungen durchführt + einen Heilpraktiker oder Naturkundearzt aufsuchen.

Bleiben Sie am Ball

Weisheit: „Das Gras wächst nicht schneller, wenn man daran zieht"
Bleiben Sie stets am Ball und halte Sie Ihre Disziplin hoch. Erst mit einer entsprechenden Ausdauer kann langfristig eine Besserung bzw. dauerhafte Glückseligkeit erfahren werden. Meist braucht es einen Moment, bis die Wirkung in Ihr Leben eintritt. Wie mit allem im Leben gehört zum Erfolg auch ein Quäntchen Glück dazu. Glück, den/die Richtige an seiner Seite zu haben, mit dem man die neuen Projekte (hier: Gesundheit) gemeinsam angehen kann. Glück aber auch, die richtigen Bausteine für sich entdecken zu können, die einem dann wirklich weiterhelfen. Auch wenn mal eine Sache, zum Beispiel die Einnahme von einem Arzneimittel, einem nicht gleich die gewünschte Glückseligkeit beschert, sollten Sie nicht aufgeben und weiterhin die Kontinuität aufrecht erhalten. Geben Sie niemals auf. Es gibt nur eine Richtung. Und die ist gerade aus.

Eins nach dem anderen

Weisheit: „Nie alles auf einmal ändern"
„Nie alles auf einmal ändern" bedeutet, dass die gewünschten Änderungen nach und nach in den Alltag mit zu integrieren sind (Dr. Kossatz; Ayurvedischer Arzt). Körper & Geist können nicht auf einmal auf Knopfdruck umgestellt werden. Das braucht Zeit (s. Kapitel 6 Ausdauer/dran bleiben).
Hier empfiehlt es sich ggf. ein Ernährungstagebuch (ETB) oder den Start der Veränderung im eigenen Kalender zu notieren, damit Sie die Wirkungen nachvollziehen können.

Wissbegierig bleiben

Weisheit: „Wissen ohne Handeln ist nutzlos – Handeln ohne Wissen (meist) erfolglos."
Das Thema rund um die Gesundheit ist sehr interessant. Erhascht man mal einen Blick hinter die Kulissen, kann man doch ganz gut erkennen, dass die Gesundsheitslehre so einiges an Überraschungen bereithält. Machen Sie sich auf den Weg und forschen einfach mal selbst nach. Sie müssen ja nicht alles gleich probieren. Sollten Sie auch nicht. Es sei denn, es deuten mehrere voneinander

unabhängige Quellen auf die gleiche Verbesserung hin; dann sollte meines Erachtens schon mal ein Versuch gestartet werden. Übernehmen Sie die Eigenverantwortung für Ihr Leben und geben Sie es nicht „nur" in die Hände anderer. Parallelwege zu fahren ist meist nie verkehrt und können den Heilungsprozess immens fördern. Bilden Sie sich weiter, in dem Sie sich eine Lektüre/Buch wie dieses hier besorgen und lesen Sie.

Träger seines Wissens

Ich empfehle Ihnen, sich verstärkt über das Thema Gesundheit zu unterhalten. Es ist meist nährreicher als ständig über das Wetter zu reden, meinen Sie nicht auch?! Zumal Sie das Wetter ohnehin nicht ändern können, sondern nur Ihre innere eigene Einstellung dazu. Tauschen Sie Ihr Wissen mit Fachleuten und Interessierten aus und lernen/notieren Sie dabei so viel wie möglich. Seien Sie Träger Ihres Wissensschatzes und teilen Sie die positiven gelernten Dinge mit anderen lieben Menschen. Sie werden es Ihnen danken.

Meine eigene innere Einstellung

Ein Symptom ist immer ein Wegweiser. Es sagt mir, dass etwas ins Ungleichgewicht gekommen ist. Um die eigentliche Ursache belichten zu können, muss man sich wie in einem Kreisel in die Mitte stellen und sich fragen: „Ok. Wie bin ich hier gerade hingekommen?!" Die Ursachenforschung findet dann, wie im Kapitel 5 beschrieben, auf mehreren Ebenen statt. Immer schön eins nach dem anderen. Zuerst betrachte ich mir die körperliche Ebene. Komme ich dann dort nicht weiter, ist ein Blick hinter die Kulissen mittels geeigneten Werkzeugen der eigenen Wahl, wie zum Beispiel reflektierende Gespräche oder Familienaufstellung sicher nicht verkehrt. Man kann dabei so vieles für sich entdecken, was unheimlich spannend ist und einen selber weiterbringt. Man lernt eine Menge dabei, ja so viel, dass man irgendwann eine kleine Lektüre schreibt, die sie gerade vor sich haben. Was ist Ihr persönlicher Lebensweg? Nun...finden Sie es heraus. Es warten eine Menge „Abenteuer" auf Sie.

„Es sind immer die Abenteurer, die große Dinge vollbringen."
Dies ist meine letzte Weisheit für Sie.

Die Guten (auch aus dieser Lektüre)

- Akupressur
- Akupunktur
- Alle Heilpraktiker, die nicht das Geld aus der Tasche ziehen und den Menschen als ein Ganzes betrachten!
- Autovaccine-Kur bei Blasenentzündung
- Broccoli
- Chlorella
- Cranberrysaft bei Blasenentzündung
- Darmfloraprodkukte (auch hier gibt es Scharlatane; Heilpraktiker oder selbst schlau machen), Symbioflor (erst grün, dann rot, zuletzt blau), Symbiolact
- Das Buch „SAAT" von Fran Ray
- Das Buch „Darm mit Charme" von Giulia Enders
- Das Buch „Das Sauerstoffmangel-Syndrom" von Robert A. Buist
- Die Bücher „Der Alchimist", „Auf dem Jakobsweg", „Die Schriften von Accra" von Paulo Coelho
- Dr. Helga Pohl
- Dr. Thöt`s Eisenenergetikum
- Dr. Volkmann
- Fanszienrolle

- Fußreflexzonenmassage zur Stärkung der 7 Hauptmeridiane + Förderung der Entgfitungsprozesse
- Heilpilze wie Reishi, usw.
- Ingwer (bio!)
- Kurkuma (bio!)
- LOGI-Kost
- MMS (Chlordioxit)
- Musik
- Natürliches Vitamin C aus der Acerolakirsche und/oder Hagebutte
- OPC
- Robert Betz (youtube-Beiträge)
- Robert Franz (youtube-Beiträge)
- Spirulina
- Transdermale Fußbäder (Magnesiumchlorid-Hexahydrat oder als Basenbäder mittels einfachem Backpulver von Arm&Hammer (Natriumbicarbonat)
- Vitamine wie (D3 + K2)

Die Schlechten

(auch aus dieser Lektüre)

Weisheit: „Was es alles gibt, was ich nicht brauche ..." (Aristoteles)

- All diejenigen, die Sie nicht ernst nehmen und es belächeln!
- Antibiotika (es sei denn, es geht mal nicht anders! Prinzipiell aber vermeidbar)
- Geschmacksverstärker E620 – E625 (Glutamate) wird meist verwendet bei Fertigprodukten & beim Asiaten + weitere E-Stoffe
- Konsum von zu viel Milch
- Konsum von zu viel Weizen
- Konsum von zu viel Zucker
- Konsum von zu viel Schweinefleisch
- Stress!

So könnte ein Tag aussehen

<u>Morgens</u>
Langsam aufwachen, nicht dem Wecker hinterherlaufen und 10 tiefe bewusste Atemzüge nehmen (die ganze Atmungskette bis zum Bauch beachten!).
Danach im Bett die Beinenlängenübung prophylaktisch anwenden. Zuerst das Linke, dann das rechte Bein 2-3 mal in seine Ausgangslage bringen (Hüftgelenk in Hüftpfanne).
Dann langsam aufstehen und vornüber in die Dehnung gehen und hängen lassen. Das Ganze so 10 sec lang halten und danach erneut in den normalen Stand kommen. 3 Wiederholungen davon.
Vor dem Zähneputzen einen Messbecher Sana-Basenkonzentrat nüchtern zu sich nehmen mit 200ml stillem Wasser. Hierbei immer darauf achten, dass es kein Metalllöffel ist; unabdingbar sollte generell darauf geachtet werden, dass kein Metalllöffel verwendet wird, da dieser ggf. die Wirkung der einzelnen Mittel (Homöopathie z.B.) beeinflussen könnte.

Danach wird das Frühstück frisch zubereitet.
Müsliinhaltsstoffe:

- Eine gute Hand voll gepufftem Quinoa oder Amaranth (eiweißreich)
- Eine Hand voll ganzen Mandeln
- 1 TL Reissirup
- 1-2 EL La Vita-Konzentrat
- 1 EL kaltgepresstes Leinöl
- Hafermilch
- 1 Brise Kurkuma
- 1 Brise Zimt
- Frische Heidelbeeren
- Ggf. 1-2EL Joghurt (zum Beispiel auf Kokosbasis)
- Sonnenblumenkerne
- Kürbiskerne
- 1 TL Leinsamen oder Flohsamenschalen
- 10 Tropfen Vitamin D (10.000 I.E.)
- 2 Tropfen Vitamin K2 (200müg)

Nach dem ausgewogenen Frühstück sollte eine halbe Stunde später eine Tablette OPC + dem natürlichen Vitamin C aus der Acerolakirsche/Hagebutte zu sich genommen werden.

Über den ganzen Tag verteilt auf jeden Fall immer wieder Flüssigkeit zu sich nehmen. Am besten ohne viel Kaffee (alles über 3

Tassen Kaffee kann vom Körper nicht mehr verarbeitet werden und er gerät ins Ungleichgewicht – merkt man allein schon am Herzschlag. Der Körper sendet ein Zeichen, hören Sie drauf). Auch ein Kamillentee oder heißes Wasser mit frischem klein-gehacktem Ingwer kann hier alternativ getrunken werden.

Mittagessen in der Kantine bsplw.
- An der Frischetheke einen selbst zusammengestellten Salat mit Olivenöl (kein Rapsöl! Dies soll krank machen!)
- Dazu einfache Kartoffeln, auch mit Olivenöl dazu (Salatbar)
- 2 Spiegeleier

Zwischendurch können immer wieder Mandeln z.B. gegessen werden, Immer schön dynamisch bleiben.

Das Sportprogramm am Tage
Hier sollte eine Ausdauereinheit geleistet werden. Im normalen Rahmen, so dass man sich beim Laufen z.B. noch unterhalten kann. Merke! Alles, was darüber hinaus geht, muss der Körper auch abtransportieren (Säuren/Schlacke). Alles im „normalen" Bereich, schätzt er viel lieber und gibt Ihnen langfristig das „Go", um noch schneller fitter und damit robuster und leistungsfähiger zu werden.

Abendessen

Am Abend sollte nicht viel Rohkost gegessen werden, da die meisten Menschen über den Abend bis hin zur Nacht eher Gase entwickeln und am nächsten Tag wie gerädert aufstehen aufgrund der entwickelten und abtransportieren Alkohole, die sich durch die Gärung ansammeln.

Auch ein leckeres Brot mit veganem Aufstrich oder einer leckeren Linsensuppe steht nichts im Wege und sollte ohne Probleme bis spätestens 19 Uhr gegessen sein.

Alles was nach 19 Uhr zu sich genommen wird, sollte nur stilles Wasser oder Tee sein, da der Körper evolutionstechnisch nun zur Ruhe kommt und dabei bedarf es keiner Massen von Nahrung mehr. Glauben Sie es mir. Der Mensch ist bekanntlich ein Gewohnheitstier. Irgendwann will er die Süßigkeiten oder Fressattacken gar nicht mehr haben. Bleiben Sie am Ball. Hier gilt der Leitspruch: Nur wer die Kontinuität und Disziplin dauerhaft aufrecht hält, erntet langfristig Genesung und Frieden.

Vor dem zu Bett gehen ca. 2 Stunden nicht mehr auf`s Handy schauen und auch ein Buch schadet neben dem TV nicht, um in den Schlafmodus überzugehen. Ohnehin gibt

es meist nur Skandale und schlechte Nachrichten, die einen nicht weiterbringen und
ggf. nur störend für die nächtliche Bettruhe
sind.

Schritte zur Genesung zusammenge-fasst:

1. Ausgewogen (BIO!) und damit basisch ernäh-ren. Auf den Säure-Basen-Haushalt achten! LO-GI-Kost!

2. Sinnvolle Messungen durchführen lassen um den eigenen Status festzustellen (vorher -> nachher). Bioscan und/oder großes Blutbild (mit Vitamin D + Homocystein!) zum Vergleich. Da-rauf achten, wie die Einheiten des Labors sind. Richtig für eine Aussage des Vitamin D-Spiegels ist die Einheit NG/ML! - Zusätzlich beim Gastro-enterologen und/oder Heilpraktiker auf Allergien, Intoleranzen (Laktose, Fruktose, Histaminintole-ranz) testen lassen!
Auf Schwermetalle testen lassen und gezielt strukturiert ausleiten lassen. Immer in Begleitung mit dem Heilpraktiker .

3. Entgiftung mit z.B. Toxaprevent; 8 Wochen Einnahme 3xtäglich vor den Mahlzeiten.

4. Gutartige Bakterienstämme zur Darmsanierung: - Laktobazillen, E. coli, etc. Symbioflor in Tropfen als Kur (zuerst grün, dann rot, dann blau). Dauert bis zu 6 Monate. Dazu zum Beispiel SymbioLact

5. Einnahme von Mineralien (z.B. Urgesteinmehl oder Schindeles Mineralien)

6. Wenn die Darmsanierung vollzogen ist und der ph-Wert (Säure-Basen-Haushalt) ok ist, dann: Morgens und abends jeweils 1 EL La Vita in stilles Wasser oder ins Müsli morgens.

7. Gute Fette (Cocosöl, Leinöl, Hanföl, Olivenöl) einnehmen. KEIN Rappsöl!!! Soll krank machen!

8. Sinnvoll substituieren mit folgenden Vitaminen, Antioxidantien bzw. Spurenelementen und Ami-

nosäuren: - Vitamin D, K2, B-Komplex, B12, Ei-
senenergetikum von Dr. Töth, natürliches Vitamin C, OPC, Selen, L-Carnitin (erweitern je nach
Bedarf); Okoubaka D3

9. Genug stilles Wasser trinken.

10. Nicht zu viel Milch, tierische Eiweiße,
Schweinefleisch, Zucker und „normales" Salz
konsumieren.

11. Bewegung. Am besten Ausdauertraining 3x
die Woche eine Stunde lang (jeden 2. Tag nur!).
Im Alter darauf achten, dass mehr Krafttraining
auf dem Plan steht, um die Muskulatur beizube-
halten.

12. Je nachdem wie die Leistung bereitgestellt
werden muss (Anspruch auf Arbeit, Familie oder
Sport), muss mehr sinnvolles konsumiert werden.
Der Pool sollte immer voll bzw. mind. halb voll
sein.

Literaturverzeichnis und Quellenangabe

(1) Dr. med. Joachim Mutter
Amalgam - Risk for the mankind. The right detoxification of mercury-poisonings (in German language)

(2) Uwe Karstädt
Entgiften statt Vergiften

(3) Uwe Karstädt
Die 7 Revolutionen der Medizin

(4) Robert Franz
OPC – Das Fundament

(5) Louise Hay
Heile Deinen Körper

(6) Clemens Cuby
Selbstheilung

(7) Dr. H.-W- Müller-Wohlfahrt
Mein Programm für neue Vitalität

(8) Uwe Ohmer
Chronische Erkrankungen erfolgreich behandelt mit der Regenerativen Mitochondrientherapie

(9) Dr. Raimund von Helden
Gesund in 7 Tagen

(10)   Dr. Helga Pohl
Unerklärliche Beschwerden

(11)   Dr. Feil / Friederike Feil / U.B.
Die Dr. Feil Strategie – Arthrose und Gelenkschmerzen überwinden

(12)   Grigori Grabovoi

Wiederherstellung des menschlichen Organismus durch Kon-
zentration auf Zahlen

(13)   Attitüde (Ilja Grzeskowitz)

(14)   Das Herz der Liebe – Dalai
          Lama

 (15)   AMT – Arbeitskreis für Mikro
          biologische Therapie e.V.

(16)   Lavita.de

(17)   Diverse Internetseiten von
          Zentrum-der-gesundheit.de

(18)   Gesundheit.de

(19)   Froximum.de

(20)   Diverse youtube-Beiträge rund

um die Ernährung (z.B. Moringa, etc.)

(21)   Dr. Klinghardt Beiträge
         (youtube siehe unten)

(22)   Wikipedia.de

(23)   Vortrag „Organsprache – die Kommunikation mit unserem Unterbewusstsein"   von Heilpraktikerin Maria Kageaki

(24)   http://www.danielstrassmann.de/2014/01/kokosfett-MCT.html

(25)   https://www.netzwerk-frauengesundheit.com/neue-erkenntnisse-uber-vitamin-d-und-hilfe-bei-scheidenentzundungen-interview-mit-prof-dr-med-claus-schulte-uebbing/

Internetseiten zu...

ADHS

https://www.paracelsus.de/map/ort78/hausarbeit_brisc
hle.pdf

BOR

http://www.torindiegalaxien.de/gesu07/Die%20Borax
%20Verschwoerung.pdf

Magen-Darm: Wie isst man richtig

https://www.youtube.com/watch?v=_ODSCYxJVNo

La Vita

https://www.lavita.de/?utm_source=Paid&utm_mediu
m=Brand&utm_campaign=LaVita&gclid=CNmov7nc8c
kCFde6GwodNxoMbQ

Moringa

https://www.youtube.com/watch?v=sW5AzxQ8tLc

OPC

https://www.youtube.com/watch?v=4vkwjqKz5QA

Vitamin D

https://www.youtube.com/watch?v=OJG8LJRBwFs

Berechnung der Dosierung

https://www.youtube.com/watch?v=I5hJMIaJH9c

Schwermetalle + Elektrosmog

Dr. Klinghardt

https://www.youtube.com/watch?v=8zL-nPZgXKM

https://www.youtube.com/watch?v=N0RgeRq2h2g

https://www.youtube.com/watch?v=1kxqfE2VfD8

Dr. Mutter

https://www.youtube.com/watch?v=YZ9-V7Kdksg

https://www.youtube.com/watch?v=7t-9930sRBY

Dr. Helga Pohl

Schulterschmerzen selber behandeln

https://www.youtube.com/watch?v=srkX3hdOdLk

https://www.youtube.com/watch?v=3kgcyWtq-rM

https://www.youtube.com/watch?v=2NmN1SgIswA

https://www.youtube.com/watch?v=7ZaJlqP-7vg

Hüftschmerzen selber behandeln

https://www.youtube.com/watch?v=K51bed7h9ww

https://www.youtube.com/watch?v=etfWkw0fN1o

Übung für Beinausgleich selber machen

https://www.youtube.com/watch?v=0FZ8Yf5TXx4

bitte teilen! – wie auch immer Sie das tun – und seien Sie damit Träger Ihres Wissensschatzes